당신의 삶의 질을 바꾸어 줄
미니-낮잠

La Mini-sieste
by Thierry de Greslan and Magali Sallansonnet-Froment

© First published in French by Rustica, Paris, France – 2017
Korean translation rights arranged through Greenbook Literary Agency
Korean translation copyright © 2018 Sunest Publishing Co.

당신의 삶의 질을 바꾸어 줄

미니- 낮잠

ZZZZ

10분 스톱워치

티에리 드 그르슬랑 · 마갈리 살랑소네-프로망지음 문효준 옮김

써네스트

일러두기

당신이 펼친 이 책은 다음과 같은 책이 아니다.
● 인생에 대한 철학을 이야기하는 책
● 웰빙에 관한 진부한 이야기를 모은 책
● 행복해지기 위한 해결방안을 모은 책
● 수면이란 무엇인가를 연구하고 심리를 분석하는 책
● 낮잠에 대한 예술적 표현을 모은 책

당신이 펼친 이 책은 다음과 같은 책이다.
● 환자들 곁에서 15년간 임상 실험을 한 결과를 모은 책
● 현존하는 낮잠에 관한 거의 모든 정보를 바탕으로 만든 책
● 현대인의 수면 부족과 수면 치료를 위한 책
● 낮잠을 통해 삶의 질을 향상시키고 하루를 더 즐겁게 생활하고 싶은 사람을 위한
  안내 책

우리는 낮잠과 관련된 연구를 해온 신경학자(neurologist)이자 수면 전문가인 신경과
의사이다. 그러다 보니 많은 사람들이 낮잠과 관련된 질문들을 해왔지만 여러 가지 이유
로 우리는 그 질문들에 대해 일일이 대답할 수 없었다. 마침내 이제 우리 연구의 결과물
을 이렇게 책으로 낸다. 그동안 사람들로부터 계속해서 들었던 질문들에 대한 대답이 될
것이다.
오늘날 의학은 환자를 단순한 대상으로 보지 않는다. 환자를 치료에 최대한 참여시키며
환자를 사고의 중심에 두고 환자 자신이 치료의 책임자가 되도록 한다. 이 책은 똑같은
원리를 적용해서 만든 책이다.
우리는 당신에게 열쇠를 주려 한다. 문을 여는 것은 이제 당신의 몫이다.

차 례

추천사

내가 낮잠 자는 방법을 배운 것은 전공의 선발 시험 공부를 하던 대학교 6학년 때였다. 그해 7월 나는 다섯 명의 친구들과 함께 산 속의 한 허름한 장소에서 시험 공부를 했다. 우리는 시험을 쳐야 하는 스물여섯 과목을 공부하기 위해 하루 열다섯 시간씩 책을 읽고 중요한 내용을 암기했다(우리는 해가 떠있는 동안은 야외에서 공부를 했다. 햇볕에 몸을 그을린 채로 시험장에 입장할 생각이었다! 파리지앵들을 기죽이기 위해서 말이다). 하지만 정오가 가까울 무렵과 해가 넘어갈 무렵이면 생각이 느려지고 흐려져, 같은 문장을 몇 번이고 반복해야만 했다. 정신이 몽롱해지고 머리와 목덜미가 무거워지고 귀는 멍해졌으며 시야는 흐려졌다. 시험이라는 경주에서 단 1분도 놓치고 싶지 않았던 우리는 끝까지 졸음과 싸웠다.

하지만 그렇게 애써 졸음을 쫓지 않고 졸릴 때 잠을 자는 사람이

한 명 있었다. 선원으로 일하면서 아무 데서나 자는 것에 익숙했던 내 남편은 풀밭 위에 깔아놓은 스펀지가 들어있는 작은 매트리스 위에 15~20분 정도 누워서 잠을 자곤 하였던 것이다. 나도 그런 남편을 따라 낮잠을 자기 시작했다. 나는 남편 옆에 누워서 멀리서 들려오는 작은 소리들, 파리와 벌이 날아다니는 소리와 암소들의 목에서 나는 방울 소리를 들었다. 그러다가 아무 소리도 들리지 않는 무감각한 상태에 빠질 때까지 생각이 나는 대로 생각을 하며 머릿속에서 여기 저기를 헤매었다. 그렇게 마음속으로 길과 강과 정원을 따라 산책하다 보면 어느새 영혼은 길을 잃고 잠 속에 빠져든 상태가 된다. 그리고 15분 정도가 지난 후 정신을 반짝 차리고 맑은 정신으로 잠자리에서 일어났다(여기서 중요한 것은 '너무 긴 또 다른 낮잠'에 빠지지 않는 것이다). 이렇게 잠깐 잠을 자고 일어나면 손과 발의 혈관이 확장되어 근육 속에서 열기가 느껴지고 정신은 다시 살아난 것처럼 맑아졌다.

처칠도, 외과 당직 의사들도, 정치인들도, 도시에 사는 사람들도, 유목을 하는 베두인들도, 일본인들도 그리고 베네딕트 수도사들도 낮잠을 잔다. 두통 환자와 파킨슨병 환자들에게 낮잠은 다시 살아가기 위한 휴식이다. 오랜 기간 밤샘을 하는 사람들은 능력을 유지하기 위해서 낮잠을 잔다.

이 책은 이러한 모든 종류의 낮잠에 대해서 신경학자이자 수면 전문가인 두 저자가 알기 쉽고 상세하게 그리고 열정적으로 쓴 책이다. 책에서 저자들은 낮잠에 대한 탄탄한 의학적 경험과 함께 최신의 과학 지식을 소개하고 있다. 이 책은 낮잠에 대한 여러분의 궁금증을 해결해 줄 것이다.

파리 피티에-살페트리에르 병원 레퍼런스 연구 센터[1] 수면 병리 과장

교수 이자벨 아르뉠프(Isabelle Arnulf)

서문

학교에서 수업을 듣거나 영화를 볼 때 또는 술을 곁들인 점심을 먹을 때 소파와 침대 쪽으로 몸이 이끌리는 경험을 한 번쯤 해보지 않은 사람이 있을까? 하품과 따가운 눈, 아래로 툭툭 떨어지는 머리 그리고 상대방이 무슨 말을 하는지 이해하기 어려워지는 순간 등은 우리 모두에게 익숙해져 있는 신호들이다. 그중 최악은 업무 스트레스 때문에 밤잠을 설친 다음 날 아침 운전대를 잡고 있는데 그런 신호가 오는 것이다.

우리는 주어진 업무를 해내고 업무의 생산성 및 효율을 높이기 위해 수면의 양을 줄이고 그것으로도 모자라 수면의 질까지 희생해야 하는 세상에 살고 있다. 한 연구 결과에 따르면 최근 20년 동안 우리의 수면 시간이 23분 감소한 것으로 나타났다. 23분이 긴 시간은 아니지만, 그 시간을 어떻게 사용했느냐가 업무를 성공적으로 마친 날과 늦게까지 업무에서 벗어나지 못한 날을 구분하는 지표가 되기도 한다.

미니-낮잠은 부작용이 없고 비용이 들지 않을 뿐만 아니라 어떤 상황에서도 쉽게 할 수 있는 일이다. 게다가 미니-낮잠은 오늘날 인기를 끌고 있는 자연 치유법의 하나이기도 하다. 미니-낮잠은 건강을 위한 수칙이자 생활의 지혜다.

다른 사람들과 함께 저녁을 먹다가 우리가 수면 전문가라는 것을 밝히면 온갖 질문이 쏟아진다. "나 불면증이 있어, 기적 같은 해결책 없니?", "낮에 항상 졸려, 어떻게 이겨내지?" 등 낮잠이 우리 대화의 주제가 되어 버린다.

사실 낮잠의 실체, 낮잠의 종류, 낮잠이 가져오는 이익이나 위험 등은 의학과 관련된 주제들이 아니다. 하지만 이런 질문들이 우리의 흥미를 끄는 이유는 환자들이 그런 주제들에 대해 이야기하고 우리에게 끊임없이 질문을 하기 때문이다. 그러므로 우리는 이십년 넘게 진행해 온 연구와 경험에 근거하여 그와 같은 질문에 답하고자 한다.

이 책은 낮잠을 자는 방법에 관한 책이 아니다. 이 책은 10~20분의 미니-낮잠을 자야 하는 이유가 무엇인지, 우리가 처한 상황에 낮잠이 필요한 이유가 무엇인지를 설명하는 책이다. 이 책을 읽기 위해 몇 시간을 할애한다면 여러분은 인생의 소용돌이 속에서 자신의 집중력과 기분, 에너지 등과 관련된 많은 것들을 바꿀 수 있다는 사실을 알게 될 것이다.

이 책을 읽는 당신이 학생이든 아니든, 은퇴를 했든 안 했든, 남자든 여자든, 임신을 했든 안 했든, 건강하든 건강하지 않든 이 책에서 당신은 우리가 말해주길 원했던 내용을 발견하게 될 것이다.

물론 이 책이 피로에 관한 문제를 전적으로 해결해 주는 것은 아니다. 하지만 이 책을 통해 여러분은 피로를 줄이는 것은 물론 수면의 질을 향상시키는 데도 도움을 얻을 것이다. 사실 우리는 인생의 1/3을 잠을 자면서 보내고 있고 또 수면과 관련된 불만들은 이른바 현대 사회라 불리는 오늘날의 사회에서 가장 빈번하게 제기되는 문제이다.

인간이 살아가는 데 가장 중요한 원칙 중의 하나가 바로 환경에 적응하는 것이다. 녹색 식물이 환경에 적응하며 자신을 변화시키듯 인류도 항상 환경에 적응을 하며 살아왔다. 낮잠은 인간이 환경에 적응하는 과정에서 생겨난 결과물이다. 그리고 전통적 낮잠이 요즘 시대에 맞게 바뀐 것이 바로 미니-낮잠이다.

티에리 드 그르슬랑(Thierry de Greslan)

마갈리 살랑소네-프로망(Magali Sallansonnet-Froment)

zZzZzZ
Z

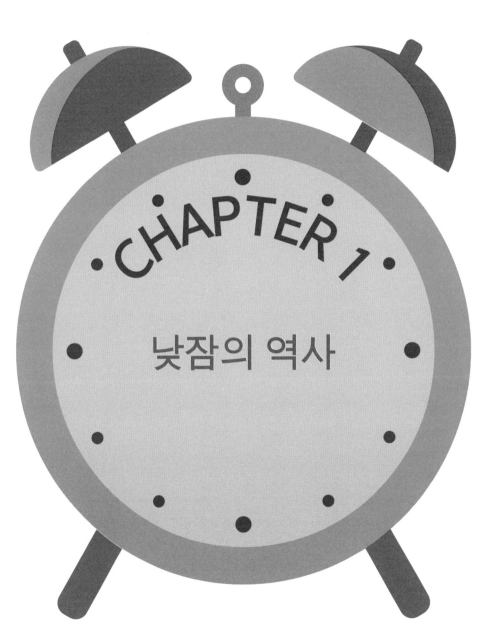

CHAPTER 1

낮잠의 역사

굳이 증명하지 않아도 인간이 늘 낮잠을 잤다는 것은 틀림없는 사실이다. 인간은 100만 년 전부터 스스로를 환경에 적응시키며 진화해 왔고 잠도 마찬가지로 진화했다. 인간은 생존을 위해 하루, 즉 24시간을 단위로 생활해왔고 휴식도 거기에 맞추었다. 끝없는 진화 과정에서 맞닥뜨리게 되는 다양한 위험 속에서 인간은 충분한 수면을 취하기 위해 다른 동물들과 마찬가지로 낮잠을 활용해 왔다.

낮잠은 나무에서 시작되었다

대부분의 포유류 동물들은 낮잠을 잔다. 우리의 먼 친척들을 예로 들어 보자. 원숭이과(科) 동물들은 밤에 잠을 자면 뇌간(腦幹)[2]에서 분비되는 어떤 종류의 물질이 몸을 마비시킬 수 있다. 그렇기 때문에 원숭이과 동물들이 밤에 나무 위에서 잔다는 것은 바닥으로 떨어질지도 모를 위험천만한 일이었다. 그래서 원숭이과 동물들은 나무에서 낮잠을 잤다. 호모 사피엔스의 경우도 마찬가지였다. 바닥에서 잔다는 것은 우리의 조상들에게 더 많은 용기와 신중함을 요구하는 일이었다. 위대한 일보를 내디딘 것은 바로 호모 에렉투스였다. 언뜻 생각하기에 별것 아닌 것 같지만 사실 바닥에서 잔다는 것은 수많은 포식자들에게 스스로를 노출시키는 것이었다. 전문가들에 따르면 호모 에렉투스들은 포식자들에 맞서기 위해 불 밝힌 동굴에서 집단으로, 그것도 가능한 한 짧은 시간 동안 잠을 잤다(인간은 원숭이과 동물 중 가장 짧은 시간 동안 잠을 자는 동물이다)고 한다.

---

2 뇌줄기, 척수와 대뇌 사이에 줄기처럼 연결된 뇌의 부분-옮긴이.

우리 조상들의 수면

우리의 조상들은 낮 시간 동안 햇빛을 가장 활발히 이용한 포유류였고 그 덕분에 사냥과 채취를 할 수 있었을 뿐만 아니라 도구까지 발명할 수 있었다. 최근 미국의 두 인류학자가 진행한 연구[3]에 따르면, 바닥에서의 수면은 모든 포유류 동물들 중에서 가장 영리한 동물이 되고자 했던 호모 사피엔스의 노력의 결과였다. 하지만 그 이전에도 호모 에렉투스는 한낮에 나무 그늘이나 부족이 생활하는 동굴에서 하루에 몇 번씩 낮잠을 잤다.

인간과 영장류를 제외하면 대다수의 포유류는 낮잠만 자거나 쪽잠만 잔다. 수면 연구의 선구자인 주베(Jouvet) 교수는 먹잇감의 수면이 포식자의 수면보다 더 얕을 수밖에 없고 또 여럿으로 쪼개질 수밖에 없다고 말한다. 예컨대 기린이나 토끼는 하루 두 시간도 안 되는 짧은 잠만 잔다. 이런 수면을 '다상(多相, polyphasic)' 수면이라고 한다. 즉 짧은 수면을 여러 번 하는 것이다. 반면에 인간은 큰 몸집을 가진 대부분의 원숭이들처럼, 단 한 번에 오랫동안 잠들기 위해 밤잠을 선호하게 되었다. 이런 수면을 '단상(單相,

---

3   D. Samson and Ch. Nunn, 《Sleep intensity and the evolution of human cognition》, Evolutionary Anthropogy, 2015.

monophasic)' 수면이라고 한다.

　우리의 유전 형질 어딘가에 새겨진 낮잠이 긴 밤잠의 선조였다는
가설이 좀 더 구체적으로 검증되었다고 할 수 있겠다.

동물의 수면

　동물들은 각자의 환경 조건에 적응하며 잠을 잔다. 돌고래처럼
헤엄치며 자든, 몇몇 새들처럼 날면서 자든, 말이나 기린처럼 서서
자든, 홍학처럼 한쪽 발로 서서 자든 동물은 스스로 외부 환경에 적
응하여 잠을 잔다. 겨울잠도 마찬가지로 설명할 수 있다. '포유류
가 겨울잠을 자는 것은 식량이 없는 겨울에 살아남기 위해서이다'
라는 식으로 말이다. 동물이 동면을 할 수 있는 것은 자신의 체온을
떨어뜨릴 수 있는 능력이 있기 때문이다. 예를 들어 햄스터와 마멋,
고슴도치 그리고 몇몇 다람쥐류는 체온을 단 1도 낮춤으로써 영하
25도의 기온에서도 살아남을 수 있다.

　이렇듯 동물들은 처해진 환경과 조건을 견디어 내고, 피로를 회
복하기 위해서 다양한 방식으로 잠을 잔다. 동물들의 다양한 수면
방식은 어디서 잘 것인지 또는 어떤 자세로 잘 것인지뿐만 아니라

얼마나 잘 것인지, 낮에 잘 것인지 아니면 밤에 잘 것인지, 그것도 아니면 낮과 밤의 잠 시간의 비율을 어떻게 할 것인지 등에 의해서 결정 된다.

인간의 경우는 어떨까?

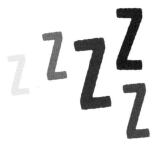

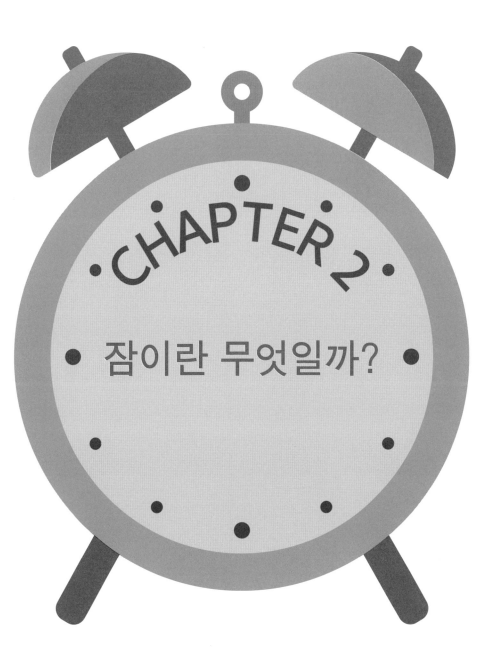

CHAPTER 2

잠이란 무엇일까?

낮잠은 일종의 생리적 현상이다. 즉 외적인 조건들에 맞추어서 자신의 욕구와 타협하려는 아주 정상적인 현상이다.

수면의 생리학적 특성

잠은 유기체의 생활 기능이다. 일반적으로 밤에 이루어지는 우리의 잠은 4~6주기로 구성되어 있으며 1주기는 약 90분 정도로 이루어져 있다. 각 주기는 느리고 가벼운 수면(1, 2단계)과 느리고 깊은 수면(3단계), 꿈이 지배하는 렘 수면으로 구성되어 있다.

각 단계는 뇌의 활동, 눈의 활동, 다양한 근육들의 활동과 연관되어 있고, 각각의 활동은 수면다원검사(polysomnography)라 불리는 검사법에 의해 기록된다. 수면다원검사는 수면 관찰을 통한 다음과 같은 생리학적 데이터들의 기록 과정으로 구성되어 있다.

- 뇌전도(腦電圖, electroencephalogram, EEG): 뇌의 기능이나 뇌의 활동 수준을 나타내는 객관적인 지표로 두피에 전극을 붙여 뇌의 전기적 활동을 기록하여 알 수 있다.

- 안전도(眼電圖, electrooculogram, EOG): 눈 근육이 수축되었을 때와 이완 되었을 때의 전위차(電位差)를 기록한 도면이나 수치로 어떤 일정한 거리의 두 점을 교대(交代)로 보게 하면서 뇌파를 기록하지만 수면 중일 때는 눈의 움직임을 알려준다.

- 근전도(筋電圖 ,electromyogram, EMG): 근육의 움직임에 따라 발생하는 전류의 변화를 기록하는 그래프로 턱 아래쪽과 다리

위쪽에 전극을 붙여 측정한다.

측정된 내용들은 수면 단계에 따라서 상이하게 나타난다. 수면 단계는 다음과 같이 이루어진다.

각성 상태

눈을 감은 채로 휴식을 취하지만 잠을 자지 않는 경우 뇌전도는 알파파(alpha 波)[4]로 구성되어 있다(초당 8~12펄스). 이런 상태를 각성 상태라고 한다.

경수면기(느리고 가벼운 수면)

1단계 - 1단계의 느리고 가벼운 수면은 대체로 졸음 상태, 즉 각성과 수면 사이의 불안정한 상태에서 시작되는데 이때 졸음 상태 이후에 일어나는 근육 긴장 저하 현상(근전도로 기록된다)과 자리에 앉아 있는 피실험자의 머리가 앞으로 떨어지는 현상이 나타난다. 밤잠의 초반부에 해당하는 이 단계에서 피실험자는 하품, 집중력 저하, 눈의 따끔거림과 같은 <졸음 신호>를 느끼게 된다. 이때

---

4 1초에 8~12펄스의 빈도로 뇌 겉질의 뒤통수 부위에서 나오는 전류. 뇌파의 하나로, 정상적인 성인이 긴장을 풀고 쉬는 상태에서 볼 수 있다-옮긴이.

의 특징은 알파파의 뇌전도가 진폭이 작은 주파수로 바뀌고 안전도를 통해서 눈 운동이 느리게 나타나는 것을 볼 수 있다.

2단계 - 2단계의 느리고 가벼운 수면의 특징은 뇌전도에서 K-복합파[5]와 수면방추파[6]가 나타난다는 것이다. 이 단계에서는 눈 운동이 멈추고 근육의 긴장이 완화된다.

심수면기(느리고 깊은 수면(3단계))

느리고 깊은 수면의 특징은 느린 델타파, 즉 뇌전도가 0.5~3Hz의 매우 폭넓은 주파를 나타낸다. 바로 이 수면의 질이 잠에서 깼을 때 충분히 휴식을 취했다는 느낌을 받게도 만들고 그렇지 않게도 만들 수 있다. 느리고 깊은 수면에 빠져 있을 때 근육의 긴장과 호흡 작용은 매우 일정하다. 특히 이 단계에서는 피실험자를 깨우는 것이 쉽지 않다.

렘 수면(REM, Rapid Eye Movement)

렘 수면의 특징은 근육의 긴장이 완전히 사라진다는 것이다. 렘

---

5 수면 중, 특히 경수면기에 지각자극에 의해 주로 두정부 및 중심부에 고진폭의 음양이 상성 혹은 삼상성의 느린 주파가 유발된다. 이처럼 느리게 움직이는 주파를 K복합파라고 하며 진폭이 높은 한 번의 파동과 수면방추파로 이루어져 있다-옮긴이.

6 2~4단계의 수면 시간 동안 분당 2~5회 정도 관찰되는 12~14Hz의 주파로 기록된 뇌파의 형태가 베틀의 방추와 비슷하여서 수면방추파로 불린다-옮긴이.

수면 단계에서는 근육의 긴장이 완전히 사라지는 것과 함께 전기적 뇌 활동이 마치 각성 상태에서처럼 빨라진다. 그러므로 렘 수면을 역설수면이라고도 한다. 렘 수면 상태가 되면 몸이 마비 상태가 되는데 그 원인은 근육 이완 때문이다. 렘 수면 단계의 특징은 불규칙한 호흡과 빠른 눈 운동(안전도에 의해 기록된다)이다. 밤이 끝나갈 새벽 무렵에 찾아오는 렘 수면 단계에서는 꿈을 많이 꾸게 된다.

수면 유형론과 생체 리듬

수면 욕구는 사람마다 그 정도가 다르다. 예를 들어 여섯 시간 이하의 수면만 취해도 몸 컨디션이 좋다고 느끼는 사람들은 '단기 수면자' 혹은 '소(少)수면자'로 구분되고 아홉 시간 이상의 수면을 취해야 그렇게 느끼는 사람들은 '장기 수면자' 혹은 '다(多)수면자'로 구분된다. 성인의 평균 수면 시간은 하루 7~8시간 정도이다.

이와 마찬가지로 사람들 중에는 '저녁형' 또는 '야행성' 인간이 있고 '아침형' 또는 '주행성' 인간이 있다. '저녁형'에 속하는 사람은 밤에 무언가를 할 때 능률이 높은 대신 아침에 일어날 때 어려움을 겪는다. 반면에 '아침형' 인간은 아침에 컨디션이 가장 좋다고 느끼는 대신 밤늦게까지 깨어 있어야 할 때 어려움을 겪는다.

이러한 생활 주기의 성향은 대부분 유전적 요인에 기인한다. 예를 들어 한 가족 안에 여러 명의 '야행성 인간'이 있는 경우가 있는데 이것이 바로 생활 주기의 성향이 유전적 요인임을 뒷받침해주는 근거이다. 따라서 습관을 들이면 무조건적으로 생활 주기가 바뀐다고 생각하는 것은 잘못된 것이다. 우리 몸의 내부에는 고유한 생체 리듬이 있는데 이것이 우리의 육체적·정신적 생활 주기를 지배하기 때문이다.

우리는 자기 자신의 수면 욕구 및 생활 주기의 성향에 따라서 직업과 사회적 활동 심지어 가족 생활 영위 방식까지 선택해야 한다. 이것은 마치 출퇴근하는 데 걸리는 시간을 고려해서 직업을 선택하는 것과 마찬가지로 절대적인 것은 아니지만 매우 중요한 요소가 되기 때문이다.

낮잠의 생리학

우리는 전날 밤에 충분히(최소 여섯 시간 동안) 수면을 취한 건강한 사람을 대상으로 정해진 20분 동안 '낮잠 실험실'에서 자게 하는 낮잠 실험(잠복 수면 반복 테스트)을 하여 수면장애를 가지고 있는지 여부를 판단하였다. 일반적으로 수면장애가 없는 경우 평균 8분 이내로 잠이 들어야 한다. 하지만 실제로, 수면을 충분히 취한 건강한 사람의 경우도 10분 이상이 지나야 잠이 들었다. 대부분의 사람들이 낮 시간에 빨리 잠드는 것이 어렵다고 말한다. 하지만 이것은 학습을 통해 개선할 수 있다.

낮잠 실험은 오전 8시 30분부터 오후 4시 30분까지 진행하였고, 총 다섯 차례로 시간대를 나누어서 다섯 번의 실험을 진행하였다. 그 결과 피실험자들이 가장 빨리 잠이 드는 시간대는 점심 식사가 끝난 직후, 즉 오후 2시경이었다. 실제로 이 시간대는 생체리듬에 맞춰 수면이 프로그래밍된 시간대이다. 건강한 피실험자들은 보통 1단계의 잠을 자는데 간혹 2단계의 잠(느리고 가벼운 수면)에 진입하기도 한다. 수면을 충분히 취한 건강한 피실험자가 20분의 낮잠 시간 동안 3단계 (느리고 깊은 수면)의 수면에 진입하는 경우는 거의 없다.

한마디로 정의하면 낮잠이란 모든 사람이 이른 오후에 적어도 10분 안에 잠들도록 프로그래밍되어 있는 생리 기제(natural mechanism)를 말한다. 시에스타(sieste)[7]가 해가 뜬 이후에 하루

7 프랑스어로 낮잠-옮긴이.

의 여섯 번째 시간 즉 오후 1시에서 오후 2시 사이의 시간대를 나타내는 스페인어 siesta와 라틴어 sexta에서 유래된 이유가 분명히 있다.

당신은 휴일마다 잠으로 하루를 보내는가? 그렇다면 저녁형 인간이다

우리를 찾아오는 환자들 중에는 밤에 늦게 자고 아침에 늦게 일어나도록 생활 주기가 프로그래밍 되어 있는 사람들이 있다. 이런 사람의 경우 만성 피로를 호소하는 경우가 많다. 왜냐하면 몸은 저녁형으로 프로그래밍 되어 있는데 그들 중 대부분의 사람들은 출근을 위해 아침에 일찍 일어나야 하기 때문이다. 결국 이런 사람의 경우 하루에 다섯 시간 정도 잠을 자면서 생활을 하게 된다. 그래서 이런 사람들은 주중에 잠을 자야 할 시간에 자지 못한 '수면 빚'이 쌓이게 된다. 수면 빚이 쌓이게 되면 피로, 과민, 짜증, 졸음, 집중력 장애, 성과 저하와 같은 현상이 나타난다. 이런 사람들이 정상적으로 생활을 하려면 당연히 주말 동안 늦잠과 낮잠을 통해 수면 시간을 보충해야만 한다.

ZZZZZ

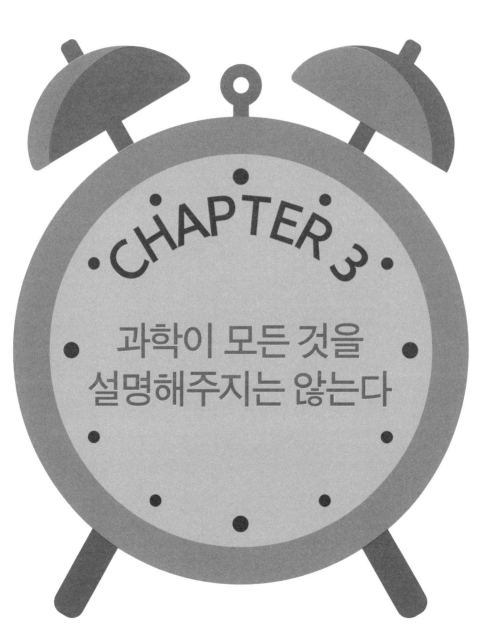

CHAPTER 3

과학이 모든 것을
설명해주지는 않는다

사람은 유전에 의해 물려받은 변하지 않는 불변성과 주위 환경에 놀라우리만큼 잘 적응하는 능력, 즉 가변성의 두 가지 생리 기제를 동시에 가지고 있다.

우리는 유전의 영향에서 벗어날 수 없다

여러분의 가족은 '늦게 자는' 가족 또는 '일찍 일어나는' 가족 중 어느 쪽에 속하는가? 여러분은 '소(少)수면자'인가 아니면 '다(多)수면자'인가? 앞에서 살펴본 바와 같이 수면의 양과 특별히 선호하는 취침 시간은 유전자에 의해 좌우된다. 따라서 부모와 자식은 같은 취침 유형에 속할 수 있다. 여러분이 어떤 유형을 선택한다고 그렇게 되는 것이 아니다. 만약 여러분이 '잠을 많이 잘 뿐만 아니라 일찍 잠자리에 드는 사람' 유형이라면 사회생활을 해나가는 데 많은 어려움을 겪도록 운명 지워졌다고 봐야 한다.

그러나 우리는 외부 환경에 적응을 한다

환경에 적응하는 능력을 가졌다는 두 번째 생리 기제는 여러분을 변화시킬 수 있다는 것을 의미한다. 예를 들어 우리는 하루에 한 시간의 시차를 극복할 수 있는 능력을 가지고 있다. 세계 여행을 할 때 우리 몸은 스스로를 시차에 적응시키고, 생체 시계에 연결된 호르몬 분비를 조절하고, 생체 온도를 현지 시간에 맞춘다.

또한 우리는 우리가 생각하는 것보다 훨씬 더 쉽게 수면 부족을 극복할 수 있다. 실험실에서 이루어진 각종 실험은 수면 또한 인간의 욕구에 적응하고 있다는 것을 보여준다. 만약 여러분이 어느 날 밤잠을 이루지 못했다면, 여러분의 뇌는 여러분이 다음 잠에 들게 되면 아주 빠르게 원기 회복을 가능케 하는 숙면 시간을 프로그래밍 한다. 낮잠의 경우도 마찬가지다. 만약 여러분이 수면 부족 상태에서 20~30분 이상 낮잠을 잔다면 여러분의 몸은 곧바로 숙면 단계에 들어가고 시간을 최대한 효과적으로 사용하게 될 것이다. 여러분은 단 하나 자신의 뇌가 편안하게 휴식을 취할 수 있도록 해주기만 하면 된다. 그러면 이 모든 것이 가능해진다. 다만 스트레스와 걱정으로 뇌가 휴식을 취하지 못한다면 잠을 자지 못할 뿐만 아니라 편안한 휴식도 전혀 취할 수 없을 것이다. 뇌를 쉬게 한다는 것은 여러 가지 생각을 머리에서 비우고 편안하게 있으라는 것이다. 사실 우리가 어떤 느낌을 갖는다는 것은 우리의 컨디션에 매우 중요한 역할을 한다. 밤새 잠을 잘 잤다고 '느끼는' 사람은 하루를 잘 견뎌낼 수 있는 좋은 에너지를 얻는다. 반대로 몇몇 불면증 환자들은 실험실에서 숙면을 취하고도 불면의 밤을 묘사하며 자신이 제대로 잠을 못 잤다고 '느끼는' 반응을 보이기도 한다. 이것은 스트레스로 인식되는 외부의 압력, 성과를 올려야 한다는 압박감의 증대 같은 것들이 수면을 지체시키고 수면의 질을 떨어뜨리는 요인으로 작용하기 때문이다.

비문명사회의 생활 리듬

캘리포니아 대학교의 연구원 제롬 시걸(Jerome Siegel)은 현대 문명으로부터 동떨어져서 수천 년 전 우리 조상들의 삶과 가장 비슷하게 살고 있는 세 개의 생활 집단의 수면 습관을 관찰했다. 세 개의 생활 집단을 두 개의 그룹으로 나누었는데 하나는 아프리카의 수렵-채집 사회였고 다른 하나는 볼리비아의 원예 사회였다. 이곳에서 생활하고 있는 성인들은 하루 평균 6.4시간을 자는데, 이는 현대 문명 사회에서 살아가는 사람의 평균 수면 시간보다 오히려 적은 것이다. 우리는 때로 이들이 태양이 뜨고 지는 시간에 맞추어서 살아간다고 생각한다. 하지만 제롬 시걸은 그것이 사실이 아님을 증명했다. 그들은 해가 뜨기 전에 일어나고 석양이 지고 한참이 지난 후, 약한 불빛 속에서 잠자리에 든다. 짧은 수면이 그들의 인지 능력에 영향을 미치지 않아서인지 그들 모두는 건강하게 살아가고 있다. 겨울에는 그들 중 7%가 낮잠을 자고 여름에는 22%가 낮잠을 잔다. 그리고 그들이 낮잠을 자는 시간은 하루 중 가장 더운 시간이다.

문화는 어떻게 우리의 생리적 욕구에 영향을 미치는가

우리는 모두 낮잠을 잤거나 자고 있거나 자게 될 것이다. 우리 인생 전체를 놓고 낮잠을 살펴본다면 낮잠이 일정한 나이에는 꼭 필요하다는 것을 알 수 있다. 예를 들어 5세가 되기 전까지의 아이들에게는 반드시 낮잠이 필요하다. 그리고 고령자의 경우에도 낮잠을 필요로 하는 경우가 빈번하게 일어난다. 뿐만 아니라 낮잠이 모든 문명 사회에 공통적으로 나타나는 현상이라는 것 또한 알 수 있다. 낮잠이 지니는 의미는 아시아와 아프리카, 에스키모인과 뉴요커 등 어떤 문화냐, 어떤 문화 속에서 살아가느냐에 따라 매우 다르게 나타난다. 낮잠에 대한 생각도 아시아와 아프리카, 에스키모인과 뉴요커 등 어떤 문화냐, 어떤 문화 속에서 살아가느냐에 따라 다르다.

성인의 낮잠 빈도(최소한 주 1회 이상 낮잠을 자는 성인의 수)는 매우 다양하다.[8] 나라에 따라 36%에서 80%까지 다양하게 나타난다. 하지만 이러한 데이터들이 갖는 문제점은 그것들이 낮잠 연구가 아닌 일반적인 수면 습관에 관한 연구 결과라는 점이다. 일반적으로 사람들은 일을 많이 할수록 밤잠을 자는 시간이 더 줄어들고,

8 C. E. Milner and K. A. Cote, 《Benefits of napping in healthy adults : impact of nap length, time of day, age, and experience with napping》, Journal Sleep Research, Brock University, St. Cftharines, Oritario, Canada, 2009.

따라서 줄어든 수면 시간을 보충하기 위해 낮잠을 더 청하게 된다고 생각한다(이렇게 생각을 하고 이 주제와 관련된 인터넷 글이나 출판물을 보게 되면 그 글들이 아주 잘 이해가 될 것이다). 사실 성인이 평균적으로 필요로 하는 수면 시간은 약 7시간~7시간 30분이다. 하지만 개인차가 크기 때문에 어떤 사람은 5시간, 어떤 사람은 10시간이 되기도 한다. 그러나 수면 습관은 일을 하느냐 하지 않느냐(주중 혹은 주말 등)에 따라서 다르다. 일터로 이동하는 시간, 사무실에 머무는 시간, 저녁 시간을 보내는 습관(텔레비전 시청, 인터넷 서핑, 게임, 스마트 폰 사용) 등이 수면 시간에 영향을 주는 변수들이다.

사실 위의 조사처럼 광범위한 인구를 대상으로 수집한 기초 통계 자료로 어떤 것을 분석하는 것은 결코 쉬운 일이 아니다. 예를 들어 일본인과 미국인은 1일 수면 시간이 세계에서 가장 적은 국민 중 하나이다. 일본인의 1일 평균 수면 시간은 6시간 22분이고 미국인의 1일 평균 수면 시간은 6시간 31분이다. 2013년에 실시된 대규모의 국제적 연구는 좀 더 세부적으로 살펴보았다.[9] '평일 밤에 몇 시간 동안 잠을 자느냐'는 질문에 7시간 이하라고 답한 사람이 일본인은 응답자의 2/3인 66%, 미국인은 53%, 영국인은 39%, 독일

9 미국수면재단의 연구 : Sleep IndexTM, 2013.

인은 36%, 캐나다인은 30%, 멕시코인은 29%였다. 이로부터 어떤 결론을 얻을 수 있을까? 중요한 결론을 내리기 힘들다. 위의 결과를 놓고 미국인이 멕시코인보다 더 많은 일을 한다고 말할 수도 없다. 따라서 어떤 이데올로기를 선전하기 위한 다른 관점에서는 가끔은 굉장히 타당하지만 세부 사항이 결여된 채로 전해지는 이 같은 통계들을 조심하자. 하지만 중요한 것 한 가지가 있다. 그것은 특정 국가에서 지속적으로 나타나는 <수면 빚> 현상이 인류의 건강을 위협하는 수준이라는 것이다. 여기에 대한 좀 더 상세한 설명을 위해 이제 우리는 <나이와 출신 국가>라는 양대 변수에 따른 낮잠 현상을 고찰할 것이다. 몇몇 사례를 가지고 부분적이나마 살펴보도록 하자.

나이에 따른 낮잠

어린이들에게 나타나는 생리적 욕구

유아의 수면은 다단계적이다. 대략 3~4시간마다 각성기와 수면기가 번갈아 나타난다. 현재 우리가 사는 세상의 빛과 외부 제약에 스스로를 동기화할 수 있게 된 시기 이전의 우리 조상들이 가졌던

기억력 향상을 위한 최상의 수단

스펜서(R.Spencer) 박사와 매사추세츠대학교 동료들이 2013년 9월에 출판한 연구 자료에는 낮잠이 유아의 기억력을 향상시킨다는 사실을 증명하기 위한 여러 논거들이 제시되어 있다.[1] 연구는 40명의 취학 전 어린이들을 대상으로 한 이 연구는 기억력 놀이를 통해 이루어졌다. 아침 시간에 아이들에게 아홉 개 혹은 열두 개의 칸에 그려진 만화 영화 속 그림을 기억하도록 했는데 아이들은 약 75%를 올바르게 기억해냈다. 오후 시간에 아이들은 평균 1시간 15분 정도 낮잠을 자기도 하고 낮잠을 자지 않기도 했다. 아이들은 낮잠을 잔 후, 그리고 다음 날 아침에도 다시 한 번 실험 대상이 되었고, 연구자들은 낮잠을 잔 아이들이 깨어 있던 아이들보다 10% 더 기억을 잘 한다는 사실을 밝혀냈다. 실험은 다음 날 아침에도 비슷한 결과를 보였고 낮잠이 아이들의 기억력을 향상시켜 준다는 사실을 분명히 보여 주었다.

1   R. M. C. Spencer 외, 《Proceedings of the National Academy of Sciences》, 2013.

습관을 다시 체험하듯 모든 것이 진행된다. 그리고 난 후에야 진짜 낮잠이 시작된다. 낮잠이 시작되기 전에 두 단계를 거치게 되는데 하나는 아침 낮잠이고, 다른 하나는 오후 낮잠이다. 하지만 시간이 지나면서 낮잠을 오후에만 자게 된다. 만 5세 무렵에는 아이들이 낮잠을 거부하기 시작한다. 아이들 입장에서 낮잠이 벌(罰)처럼 여겨지기 시작한다. 이와 반대로 수면 욕구를 나타내는 신호는 부모들에게서 더 잘 나타난다. 과민, 하품, 눈물 같은 것이다. 이러한 증세는 13~15시에 가장 많이 나타난다.

아이들은 성장하면서 이 같은 휴식 시간을 점점 덜 갖게 된다. 게다가 요즘 아이들은 예전보다 잠을 더 늦게 잔다. 초등학교 3학년은 21시경, 초등학교 5학년은 22시경에 잠을 잔다. 다음 날 수업이 없는 경우는 더 늦게 자는 경우도 있다. 바로 이것이 <수면 빚>의 원인인데, 몇몇 연구 결과들에 따르면 그것은 때때로 학습에 나쁜 영향을 미친다. 따라서 미니-낮잠은 하루 중에 느끼게 되는 피로와 주말 혹은 수요일 오후에 집이나 학교에서 느끼게 되는 피로를 풀어주는 해답이 될 수 있다.

학생들의 만성적 <수면 빚> 탕감하기

수면 빚은 공부를 해야 하기 때문에 생기기도 하지만 친구들과 어울려 놀기 위해서 잠을 안 잔 학생들에게 더 많이 쌓이는 경향이 있다. 최근 호주에서 진행된 한 연구[10]는 심리학과 1학년 학생들 (평균 나이 19세)의 낮잠 자는 습관에 주목하였다. 이들은 하루 평균 6~7시간을 잤다. 이들 중 53.6%가 낮잠을 잤지만 그중 17%만이 규칙적으로 낮잠을 잤다. 낮잠 중 가장 빈도수가 높은 낮잠은 주 1~2회 이른 오후에 한 시간 이상씩 자는 긴 낮잠이었다. 이는 물론 한 주 동안 부족했던 수면을 보충하려는 욕구에 정확히 상응하는 것이었다. 더구나 낮잠을 잔 학생들은 피로가 심하고 우울감이 크며 오랫동안 반수면 상태에 있었던 학생들이었다. 여러분이 이해하듯, 이는 이상적인 상태에 반하는 것이다. 하지만 나쁜 밤잠 습관과 연관된 이러한 문제가 미니-낮잠에 의해 부분적으로 해결될 수 있다는 것을 보여준다.

활동적인 사람들에게 나타나는 시간 부족 현상

활동적인 사람들은 자신의 생체리듬이나 생리적 욕구를 희생시켜서라도 항상 활동적이며 유능하고 또 직무 수행을 더 효율적으로 수행하고 있다는 것을 다른 사람들에게 늘 보여주고 싶어한다. 이들은 하루 중 단 몇 분도 휴식을 취할 생각을 하지 않는다. 그렇기

10　N. Lovato 외, 《The napping behaviour of australian university students》, Plos One, nov. 2014.

때문에 활동적인 사람들은 늘 피로를 하소연하며 자신이 이루고자 하는 것을 제대로 이루지 못하고 항상 시간이 부족하다고 느낀다. 한 조사[11]에 의하면 활동적인 유형의 사람들 중 44%가 일, 연애, 가족사와 같은 서로 다른 종류의 일들을 모두 다 해결하려고 노력하기 때문에 자신의 행복에 관심을 가질 시간적 여유를 갖지 못하는 것으로 나타났다. 활동적인 사람들의 1/4이 근무를 하는 한 주 동안의 수면이 매우 불만족스럽다고 밝히고 있다. 구체적인 통계로는 영국인의 27%, 미국인의 25%, 캐나다인의 23%가 그러하다. 설득력 있는 다른 통계도 있다. 업무 능률과 관련해서, 30세 이상 근로자의 74%가 수면 부족이 무기력증을 일으켜서 업무 능력에 영향을 끼친다고 말하고 있으며 무기력증을 일으킨다고 대답한 사람들의 85%는 이러한 피로가 기분을 다운 시키며, 72%는 가정 생활에 영향을 주고, 68%는 사회 생활에 영향을 준다고 하였다. 현대 산업 사회를 일을 하면서 살아가는 사람들의 절반 이상이 이 같은 안타까운 수면 결산서를 쓰고 있지만 이들 중 낮잠을 푹 잘 수 있는 사람들의 수는 매우 적다. 그렇기 때문에 **우리는 미니-낮잠이 이러한 문제들을 해결해주는 진짜 해답이라는 사실과 자기 자신의 스**

11 2017년 9월 3일부터 9월 8일까지 15세 이상의 시민 1,000명을 대표하는 표본을 대상으로 진행된 BION-Ipsos 조사. 인터넷상에서 진행되었고, 할당법(quota method)을 사용하였다.

케줄을 자기 마음대로 짤 수 없어서 생기고 또 쌓이게 되는 〈수면 빚〉의 일정한 부분을 상쇄시킬 수 있다는 사실을 앞으로 살펴보도록 하자.

노인들이 낮잠을 자는 다양한 이유

수면 장애는 일반적으로 노인들에게서 더욱 자주 나타난다. 노인들 중 약 60% 정도가 수면 장애를 가지고 있으며, 그중 68%가 낮잠을 잔다. 사실 수면의 종류는 나이에 따라 다양한 모습으로 나타나는데 그 이유는 여러 가지이다. 예를 들어 류머티즘 때문에 일어나는 통증은 종종 새벽 4~5시에 사람을 잠에서 깨게 하며, 수면 무호흡증과 전립선 관련 증상은 잠을 자는 동안 몇 차례씩 일어나 소변을 보게 만든다.

나이가 들면서 우리의 수면은 어떤 의미에서 다상형 수면 유형으로 다시 돌아가게 된다. 다시 말하면 우리는 나이가 들어감에 따라 낮 시간 동안의 수면을 필요로 하게 된다. 마찬가지의 이유로 나이가 많지 않은 사람이 종종 한 시간 넘게 낮잠을 잔다는 것은 수면이 양적으로 불완전하다기보다는 밤에 질 낮은 수면을 취하기 때문에 그것이 표출되는 것이다. 즉, 그런 사람의 경우 수면의 질에 문제가 있다는 것을 말해준다. 바로 이런 이유로 노인들의 낮잠에 대한 연구를 통해서 우리는 반갑지 않은 결과를 얻어낼 수 있다. 낮잠을 많이 자는 노인들의 사망률이 그렇지 않은 사람들의 사망률보다 더 높다는 것이다. 낮잠을 자주 청하는 노인들 중 일부는 갑작스러운 건강의 악화로 더 많은 낮잠을 필요로 하기도 한다. 하지만 이 경우에도 대낮에 두 시간을 침대에서 보내는 것보다 미니-낮잠을 자는 것이 더 효과적일 수 있다.

현대사회에서의 낮잠

낮잠에 대한 편견

현대 사회에서 낮잠은 대체로 옳지 않은 행동으로 간주된다. '잠을 자라고 돈을 주는 게 아니다!', '낮잠은 시간 낭비요 나태의 신호다.' 등과 같은 생각들은 불행히도 많은 나라에 널리 퍼져 있다. 그렇기 때문에 낮잠을 자고 싶어하는 상당한 수의 사람들로 하여금 숨어서 자게 만든다.

수면 시간 감소와 피로

프랑스인들은 하루 평균 7시간 47분 동안 잠을 잔다. 하지만 사

낮잠은 당신의 일상을 파괴할 수 있다

노인들, 특히 75세 이상의 노인들은 저녁 시간에, 심지어 오후 끝 자락에 더 많은 졸음을 느끼는 경향이 있다. 이 시간대에 낮잠을 자게 되면 수면 욕구를 감소시켜서 불면증을 일으킬 수 있는 위험을 내포하고 있다. 낮과 밤이 바뀌는 현상, 즉 낮에 잠을 자고 밤에 깨어 있게 되면 일상 생활을 수행하기 어려워져서 비사회화라는 결과를 초래할 수 있다.

낮잠이 오후 늦게 시작되는 경우도 있는데 이런 경우에 낮잠이 밤 잠으로 이어져서 밤이 매우 이른 아침에 끝나는 현상을 불러일으킬 수 있다. 이렇게 되면 건강한 삶을 위해 받아야 할 햇빛을 많이 쬐지 못하게 된다. 그렇게 되면 이미 잘 알고 있는 현상(예를 들어 기분 장애, 불안 같은 것들)과 함께 낮 시간에 졸음이 계속 밀려오게 된다.

람에 따라 차이가 크다. 최근 20년 동안 프랑스 사람들이 잠자는 데 보낸 시간이 23분 감소했다고 한다. 이 수는 미미하지만 특정 연령대의 경우 현격하게 잠이 줄어든 경우가 있다. 바로 청소년의 경우이다. 청소년들의 경우 수면 시간이 이 기간 동안 50분 감소한 것으로 나타났다. 아마도 컴퓨터나 휴대전화 등의 사용 증가와 관련이 있을 것이다.

● 활동적인 사람들의 약 1/3이 일주일 동안 하루 중 6시간 이하로 자고 각성제를 복용하며 피로 개선을 위해 애쓰고 있다.

● 프랑스 사람들의 62%가 최소 한 가지 이상의 수면 장애를 겪고 있으며, 16%는 잠드는 데 어려움을 겪고 있고, 42%는 한밤중에 깼다가 다시 잠드는 데 어려움을 겪고 있다. 19%는 수면을 통해서 심신을 회복시키는 데 어려움을 겪고 있다.

● 프랑스 성인의 20%가 졸음에 시달리고 있다.

● 2011년[12]에 실시된 프랑스국립수면·각성연구소의 설문 조사에 의하면, 프랑스인의 1/3이 졸음을 쫓을 목적으로 커피나 차를 마시고, 4%는 일주일에 10회 이상 에너지 음료를 마시는 것으로 나타났다.

● 2007년[13] 프랑스국립수면·각성연구소에서 의뢰하여 실시한 설문조사기관 티엔에스(TNS)의 설문조사에 따르면 프랑스인의

---

12 D. Léger 외, <프랑스 내 일상에서의 졸음: 관련된 요소들과 그에 따른 결과 (La somnolence au quotidien en France: facteurs associés et conséquences), 2011년에 진행된 국립수면·각성연구원의 조사.
www.institut-sommeil-vigilance.org

13 N. Auzanneau 외, 《피로와 수면(Fatigue et Sommeil)》, 티엔에스의 연구, 국립수면·각성연구원, 2007.

53%가 지난 6개월 동안 '휴식을 취하기 위해 낮 시간 동안 눕고 싶은 욕구를 느꼈다'고 밝힌 것으로 나타났다.

몰래 자는 낮잠

알렉시스는 매일 오후 1시 30분경에 건물 화장실로 가서 변기 뚜껑 위에 10분간 앉아 있는다고 내게 말한다. 플로랑스는 회사 주차장의 차 안에서 15분을 자는데 그것만이 고통스러운 오후의 졸음을 피할 수 있는 유일한 방법이라고 한다. 실제로 사무실에서 일하는 근로자들의 19%는 업무를 보는 도중에 저절로 고개가 앞으로 숙여진다고 말한다.

낮잠에 대한 인식 변화

사실 프랑스에서 낮잠은 일상적으로 행해지는 일이다. 왜냐하면 25세부터 45세까지의 프랑스인의 1/3이 낮잠을 자는 것으로 알려져 있기 때문이다. 하지만 프랑스인들이 취하는 낮잠은 주당 평균 2회 정도로 규칙적이지도 않고 시간도 일정하지 않다. 프랑스인의 절반이 30분 미만의 미니-낮잠을 신봉하고 있다. <수면 빚>을 지고 있는 사람들은 피로 회복을 위해 주중에 더 많은 낮잠을 자는 것으로 나타났다(주말에 낮잠을 자는 사람들은 전체 프랑스인의 30%이며 주중에 낮잠을 자는 사람은 35%이다). 게다가 프랑스에서 낮잠을 대하는 태도는 매우 긍정적이다. 2016년[14]에 발표된 테라 노바(Terra Nova) 그룹의 보고서에 의하면 설문에 응한 사람의 대다수(99.8%)가 낮잠을 건강에 꼭 필요한 것으로 여기고 있고, 설문에 응한 사람의 86%는 그것을 즐거움으로 여기는 것으로 나타났다.

---

14 D. Léger and J.-P. Giordanella, 《수면 되찾기, 그것은 공적인 일이다(Retrouver le sommeil, une affaire publique)》, 테라 노바 싱크 탱크의 보고, 2016.

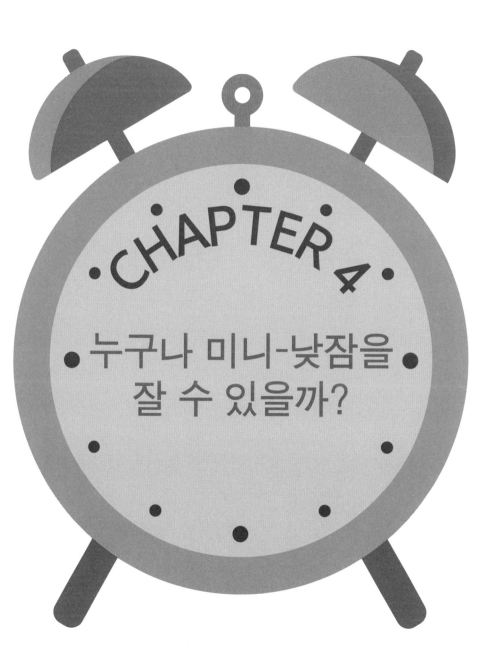

CHAPTER 4

누구나 미니-낮잠을
잘 수 있을까?

낮잠은 언제나 급성 또는 만성 수면 부족을 메우기 위한 특별한 방법이었다. 하지만 우리의 견해로 보건대 미니-낮잠이 낮잠보다 우리의 생리적 욕구에 더 잘 부합한다. 이제 미니-낮잠에 대해서 알아보도록 하자.

피로와 졸음을 구별하는 법

피로는 환자들과 상담할 때 끊임없이 쏟아져 나오는 불만이자 누구나 일상에서 마주치게 되는 증상이다. "피곤해요." "에너지가 고갈됐어요." "지쳤어요……." 이러한 일상적인 단어의 의미 뒤에 숨겨진 증세가 무엇인지 알아내는 것은 어려운 일이 아니다. 신체적 피로, 심리적 피로, 정신적 피로가 왔기 때문이다. 이들은 모두 졸음과 깊은 관계가 있다.

졸음은 졸고 싶은 욕구 혹은 잠들고 싶은 욕구를 표현하는 것이다. 눈꺼풀이 무겁거나 저절로 감기고, 눈이 따갑고, 눈을 비비고 싶고, 하품을 하고, 행동이 느려지고, 집중력이 약해지고, 단기적인 기억 상실의 순간이 오면서 우리는 '멍해진다'. 대응이 느려지고 시선은 고정돼 있고 목덜미가 뻣뻣해지고 머리는 무거워서 자꾸 숙여진다. 이것이 바로 졸음의 현상이다.

하지만 피로하다고 해서 바로 졸음과 연관되지는 않는다. 피로란 휴식을 취하면 사라지는, 신체 및 지능의 성능 저하를 의미한다. 그렇기 때문에 수면 없는 휴식(예컨대 소파나 침대에서 자지 않고 누워 있는 것)은 졸음 감소에는 큰 효과가 없지만 피로를 회복하는 데에는 도움이 될 수 있다. 여기서 한 가지 짚고 넘어갈 것이 있다. 그것은 졸음과 피로를 무기력증과 혼동하지 말라는 것이다. 무기력증은 우울증에서 흔히 볼 수 있는 현상으로 동기 부여와 충동적 활동 의지가 저하된 상태를 의미한다. 즉, 무기력증은 약물 치료를 해야 한다.

졸음을 극복하기 위해서는 먼저 졸음을 불러일으키는 원인이 어떤 것인지 정확하게 파악해야 한다. 그 원인이 바로 우리로 하여금 낮잠을 자게 만드는 신호이기 때문이다.

가끔 졸음은 비타민 등의 결핍으로 오인되기도 한다. 그래서 지나치게 적극적으로 졸음을 극복하고자 노력을 한다. 이런 유형의 사람들은 졸음에 빠지기 쉬운 무기력 상태를 피할 목적으로 여러 종류의 대응 방안을 마련하고 동시에 다양한 행동을 취한다. 그들은 그것이 자신을 유능한 인간으로 유지시킬 뿐 아니라 가족 생활과 직장 생활에서 발생하는 문제를 해결할 것이라고 생각한다. 이런 유형의 사람들은 자신이 살아있다는 것을 다른 사람에게 보여주어야 한다고 생각한다. 그래서 늘 움직인다. 어떤 일이 끝나면 바로 다른 일을 찾는다. 잠들지 않기 위해 마시기도 하고 먹기도 한다. 그리고 서서 TV를 보기도 한다. 한 마디로 한 가지 일에서 다른 일로 쉬지 않고 넘어간다. 그리고 그것은 계속해서 반복된다.

자신에게 맞는 수면 시간을 아는 방법

앞서 언급했듯이 일반적인 평균 수면 시간은 7~8시간 정도이다. 이상적인 수면 시간은 자신이 하루 종일 좋은 컨디션을 유지할 수 있는 수면 시간을 말한다. 만약 감각적으로 또는 본능적으로 그 시간을 측정하기 어렵다면 휴가기간 중 **수면 수첩**을 작성하라. 하지만 그 전에 15일 동안 여러분이 원하는 만큼(즉 기상이나 취침의 시간적 제약 없이) 오래 자도록 한다(몇 달간의 근무로 축적된 <수면 시간 결핍>을 '보충하는 데' 2주의 시간이면 충분하다고 알려져 있다). 눈코 뜰 새 없는 생활 리듬으로 우리 모두가 가지고 있는 얼마간의 수면부족을 이 2주 동안의 수면으로 '지우고' 난 후에 작성된 수면 수첩은 당신에게 필요한 수면의 양이 얼마나 되는지 가르쳐 줄 것이다.

수면 수첩은 또한 미니-낮잠을 자는 데 더 적합한 시간이 언제인지를 알려 주기 위해 여러분의 일주기성 인자, 즉 여러분이 '저녁형 인간'인지 '아침형 인간'인지를 가르쳐줄 것이다.

만약 당신이 아침에 일찍 일어나 출근을 해야 하는 다수면자 또는 저녁형 인간이라면 점심 시간 바로 직후에 일정한 시간을 정해 놓고 미니-낮잠을 잔다면 매우 유용할 것이다. 실제로 이 같은 유형의 사람은 잠을 적게 자는 아침형 인간보다 수면 부족에 더 취약하다. 게다가 아침형 인간보다 저녁형 인간이 낮에 졸음을 더 많이 느낀다.

마찬가지의 논리로 아침형 인간은, 만약 늦게까지 깨어 있어야 하고 심지어 운전까지 해야 한다면 늦은 오후에 미니-낮잠을 갖는 것이 좋다.

일반적으로 사람은 청소년기에는 저녁형 인간이지만 성인이 되어서는 아침형 인간이 되는 경우가 많다. 그리고 더 나이가 들면 대부분의 사람들은 아침형 인간이 된다. 그러므로 자신을 저녁형 또는 아침형 인간이라고 해야 할지에 대해서는 평생 동안 반복해서 살펴보아야만 한다.

미니-낮잠 자는 법

미니-낮잠을 자는 것은 어떤 사람에겐 쉬운 일이지만 어떤 사람에게는 매우 어려운 일이다. 하지만 끝까지 노력하면 누구나 미니-낮잠을 잘 수 있다.

시도하고 연습하라

한 번 시도해 보고 나서 잘 안 된다면 무엇이 문제인지 살펴보아야 한다. 환경이 적절하지 않았는가? 소음이 너무 심했나? 햇빛이? 자세가 불편했나? 어떤 문제가 발견되면 즉시 바꾸고 다시 시도해 보도록 하라. 가장 중요한 것은 여러분이 오로지 자기자신만을 위해 20~30분이라는 시간을 가져야 한다는 점이다. 사실 하루 중 이런 시간을 갖는 것은 쉽지가 않다. 하지만 시간이 없어도 시간을 내라(중국인들은 낮잠을 자기 위해 식사 시간을 줄이기도 한다!). 어렵게 뺀 20~30분 동안의 미니-낮잠이 여러분의 오후 시간을 능률적으로 개선시킬 수 있다는 사실을 잊지 마라. 그 시간은 결코 헛되이 잃어 버리는 시간이 아니다. 여러분에게 맞는 미니-낮잠 자는 법을 배우려면 시간을 갖고 준비해야 한다. 만약 한 번도 미니-낮잠을 자 본 적이 없다면 시간의 여유가 있는 주말이나 휴가를 이용해서 연습하도록 하자.

체계화하라

위와 같이 주말이든 휴가 기간이든 여러 번 시도하고 연습을 하게 되면 어느 순간 여러분은 여러분에게 필요한 미니-낮잠을 위한 평균 시간(10분, 15분, 20분)을 알아낼 수 있을 것이다. 그렇다면 이제 주중에 미니-낮잠을 체계화하는 시도를 하자. 새로운 환경에 적응하는 얼마간의 시간을 보내면 여러분은 여러분의 주중 리듬을 찾게 될 것이다. 아마도 여러분의 취침 습관은 집에서든 일터에서든 같을 것이다. 취침 습관은 사람마다 모두 다르다. 사람은 잠을 잘 때 특히 자신이 좋아하는 자세를 취한다. 어떤 사람은 팔을 베개 밑에 두기도 하고, 어떤 사람은 베개를 안고 자기도 하고 어떤 사람은 손을 자신의 배 위에 두기도 한다. 미니-낮잠의 경우에도 마찬가지다. 여러분의 몸이 그것을 알려 줄 것이다. 억지로 어떤 자세를 취하려고 애쓰지 마라. 가장 자연스러운 자세를 취하면 된다.

훈련하라!

해법은 훈련이다! 실패할 경우에도 그것을 최종적으로 실패한 것이라고 생각하지 말아야 한다. 미니-낮잠을 잤는데도 피로가 전혀 가시지 않았다는 생각이 들더라도 그 시간은 실제로 여러분에게 매우 유용한 시간이었다. 숙면을 취했다는 느낌이 들지는 않겠지만 사실 숙면이 미니-낮잠의 목적은 아니기 때문이다. 미니-낮잠의 목적은 가벼운 수면인데 실제로 수면을 취하는 당사자는 그것을 잘 감지하지 못하는 경우도 있다.

미니-낮잠이 불가능하다고?

환자들 중 일부는 미니-낮잠에 대해 이렇게 말한다.

"나는 한 번도 낮잠을 자 본 적이 없어요. 앞으로도 그럴 수 없을 거예요."

그건 마치 이렇게 말하는 것과 같다.

"나는 자 본 적이 없어요. 앞으로도 그럴 수 없을 거예요."

터무니없는 말이다! 이 같이 불가능하다고 말하는 이유는 자신의 신경과민, 과다 행동, 몸을 가만히 놔두지 못하는 성격 때문이라고 이야기한다. 물론 말도 안 되는 이유이다. 사실 바로 그렇기 때문에 이들에게는 낮잠이 필요하다.

'시간의 낭비'를 받아들여라

어떤 사람들은 상대적으로 아주 효율이 낮지만 조금이라도 휴식을 취하겠다고 웰빙치유(sophrology)기관을 방문하거나 최면 상태에서 휴식을 취하기도 한다. 또 어떤 사람들은 식당이나 영화관에 가거나 이따금 산책하는 데 시간을 할애한다. 이것들이 시간 낭비라고 생각하는 사람은 없다. 그것과 마찬가지로 미니-낮잠을 위한 시간을 내면 된다. 이렇게 휴식을 취하고 나면 여러분은 더욱 활동적인 사람이 된다. 여러분에게는 그럴 능력이 있다. 여러분에게 유일한 장애물이 되는 것은 여러분 자신이 그것을 '시간 낭비'라고 생각하는 것이다. 미니-낮잠을 한 달 동안만 시도해 보고 어떤 영향을 미치는지 살펴보라. 그것은 명상하는 것보다 쉽다. 일정한 방식으로 미니-낮잠을 자는 환자들은 대부분 만족하였고 이후에 계속적으로 실천에 옮겼다.

할 수 있다고 스스로 다짐하라

미니-낮잠을 잘 수 없을 것 같은 이유를 자신에게 물어보라. 아마도 잘 수 없다고 생각하는 것 자체가 진짜 문제일 것이다. 미니-낮잠은 활동적이지 않은 사람, 나약한 사람, 운동을 하지 않는 사람, 퇴직한 사람들의 전유물이 아니다. 그 반대다. 미니-낮잠은 계속해서 시간이 빨라지고 있는 이 시대에 적응하는 방법이다. 미니-낮잠은 여러분으로 하여금 한편으로 포기하게 만들고 다른 한편으로 통제력을 되찾게 해줄 것이다. 미니-낮잠은 현대적인 삶을 살아가는데 매우 효과적인 방법이다. 사람의 뇌도 다른 모든 기관과 마찬가지로 휴식 시간을 필요로 한다. 늘 긴장 상태로 집중하고 있을 수 없기 때문이다. 긴장을 풀어주어야 한다. 저항하는 것은 해결책이 아니다. 그것은 더 많은 피로와 더 많은 집중력 장애를 초래한다. 몇몇 사람은 미니-낮잠을 잘 필요가 없다고 말하면서 자신은 잠이 부족하다는 생각을 한 적이 없다고 말한다. 물론 그런 상태가 언제까지나 계속된다면 무슨 문제가 있겠는가! 하지만 이런 사람들도 언젠가는 미니-낮잠을 필요로 한다. 미래를 위해 준비를 해두기 바란다.

지금까지 대부분의 연구는 수면 부족을 겪는 피실험자들에게 낮잠이 어떻게 이로운 작용을 하는지 밝히는 데 초점이 맞춰져 있었다. 하지만 실제로 10분간의 미니-낮잠으로 효과를 본 사람들은 수면 부족과는 무관한 사람들이었다.[15]

15　출처: Betrus, 1986.

zZZ^Z_Z

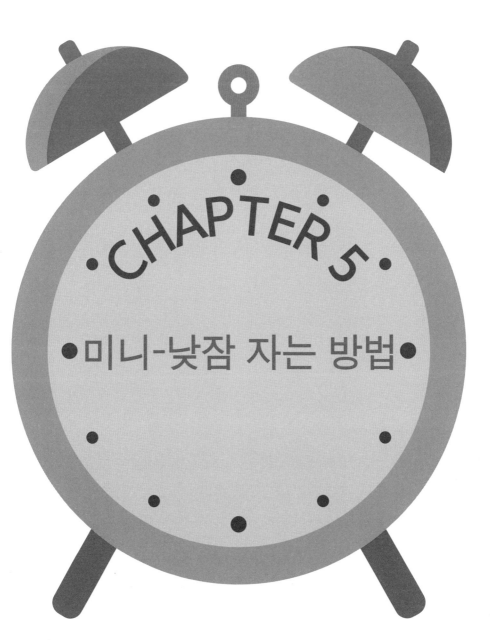

CHAPTER 5

미니-낮잠 자는 방법

수면에 대한 생리적 욕구와 그 부족한 정도는 사람마다 다르다는 사실을 앞의 글에서 이해했을 것이다. 마찬가지로 낮잠을 자는 능력도 개인에 따라 다르다. 따라서 우리가 여러분에게 할 수 있는 가장 중요한 조언은 **자신의 욕구를 더욱 만족시키기 위해서는 자신을 아는 방법을 배워야 한다는 것**이다. 이것이 바로 '미니-낮잠 학습'을 위한 대원칙이다.

좋은 조건

환경을 만들어라.

미니-낮잠은 준비하는 것이고 프로그래밍 하는 것이다.

우선 여러분이 미니-낮잠을 자기에 적합한 장소를 찾는 것이 중요하다. 그 장소를 찾는 데 시간이 걸릴 수도 있다. 그리고 그 장소는 사무실의 사무용 의자나 손님 접대용 소파가 될 수도 있다. 집에서도 굳이 침대에서 낮잠을 자야 하는 것은 아니다. 어쩌면 거실의 소파나 편안한 안락의자가 더 나을 수도 있다. 미니-낮잠을 자는 데 안락함이 중요하긴 하지만 불편함도 큰 문제가 되지는 않는다. 예를 들어 트럭의 짐칸이나 바닥, 공공장소의 벤치 위 혹은 책상 앞에서 팔짱을 끼고서도 미니-낮잠을 즐길 수 있다. 중요한 것은 방해받지 않고 20~30분 동안 잘 수 있는 곳이면 된다.

주위가 조용하면 좋다. 하지만 완벽하게 조용하지 않아도 괜찮다. 주위에 약간의 소음이 있는 공원 그늘에 눕는 것도 충분히 가능하다. 혹자는 기왕이면 다소 몽환적인 음악을 권장한다. 소리 때문에 방해를 받는다면 귀마개를 끼고 휴식을 취하는 것도 한 방법이다. 가림막이 설치된 그늘이면 좋겠지만 너무 밝은 장소만 아니라면 나쁘지 않다.

편안히 있어라

너무 춥지도, 너무 덥지도 않게 해야 한다. 필요하다면 무언가로 몸을 덮어도 좋고 신발을 벗어도 좋다. 특히 신발이 새것이고 너무 조인다면 벗을 것을 적극 추천한다. 사실 중요한 것은 여러분이 편안함을 느껴야 한다는 것이다. 그렇다고 사무실에 잠옷을 가져오라는 것은 아니다. 다른 사람으로부터 방해 받지 않는 것이 중요하다. 그러니 핸드폰은 비행기 모드로 전환하고, 유선 전화는 벨소리를 줄이고, 혼자 있다면 문을 닫는 것이 좋다. 만약 이런 상황을 만들기 어려운 장소에 있다면 아무도 여러분을 찾지 못할 장소를 찾거나 여러분의 동료가 찾아도 다가와서 말하고 싶은 생각이 들지 않도록 만들어라. 예를 들어 안대나 귀마개를 착용하거나 얼굴 위에 모자를 올려 놓는다든가 하는 것이다. 그리고 바깥 세상과 격리되기 위해 편안한 헤드폰을 끼고 조용한 음악을 듣는 것도 좋다.

자, 이제 미니-낮잠을 즐길 준비가 되었나!

좋은 타이밍

미니-낮잠을 위한 적절한 수면 시간

벌써 이해했겠지만 수면 시간이 낮잠의 유형을 결정한다. 미니-낮잠을 자는 시간은 10분에서 20분 사이이다. 어떤 사람들은 2분 또는 2시간 동안의 낮잠을 권장하기도 한다. 하지만 많은 연구자들은 최대 효과를 얻을 수 있는 최소의 낮잠 시간을 찾고자 노력하였다. 그리고 최종적으로 수면 결핍이 없는 건강한 사람들을 대상으로 10분의 낮잠과 30분의 낮잠의 효과를 비교했다.[16] 그들이 내린 결론에 따르면 낮잠의 효과는 수면 시간에 의한 것도 아니고 수면의 깊이에 의한 것도 아니다. 낮잠의 효과는 낮잠을 자기 시작한다는 사실 그 자체로부터 생겨난다는 것이다.

2002년의 연구에서 연구자들은 10분, 20분 혹은 30분 동안의 낮잠이 인지 행동과 주의 행동에 효과적이라는 사실을 입증했다. 하지만 5분 동안의 '낮잠'은 그렇지 않았다. 게다가 유익한 효과는 10분간의 낮잠 바로 직후에 발생하고 낮잠이 길어질수록 효과가 늦게 나타나는 것으로 밝혀졌다.

이 책에서 우리가 미니-낮잠이라고 부르는 것은 10~20분간의 낮잠을 말한다. 이 시간은 보통 1단계, 2단계로 불리는 느리고 가벼운 수면의 첫 두 단계에 해당한다.

---

16   A. J. Tietzel and L. C. Lack, 《The short-term benefits of brief and long naps following nocturnal sleep restriction》, Sleep, 2001.

호주의 연구자들[17]은 더 정밀한 방법으로 이상적인 낮잠 시간을 측정하고자 했다. 그들의 연구에 따르면 5분 낮잠이나 20분 낮잠, 30분 낮잠에 비해, 오후 3시 이전에 자는 10분간의 미니-낮잠이 졸음 및 피로 감소, 인지 행동 개선에 가장 큰 효과를 보이는 것으로 밝혀졌다. **바로 이것이 우리가 10분간의 낮잠을 권하는 이유이다.**

미니-낮잠을 위한 적절한 시간대

24시간 리듬(circardian rhythm. 라틴어 circa: '주위에', dies: '날')은 24시간에 걸친 우리 몸의 생체리듬에 근거해 정의가 내려진다. 24시간의 생체리듬을 연구하는 학문인 생체리듬학은 24시간 중 인체의 서로 다른 생물학적 기능들이 규칙적인 순환 주기(낮과 밤의 분명한 변화와 연관된)를 갖는다는 것을 알려 준다.

이런 식으로 수면과 각성의 주기도 24시간을 기준으로 나타난다. 낮잠에 가장 좋은 시간대는 오후 초반이다. 즉 오후 1시에서 오후 3시 사이에 수면 욕구가 가장 크다. 여러분이 '아침형 인간'이든 '저녁형 인간'이든 성인들의 경우 이 시간대에 가장 큰 수면 욕구를 갖게 된다. 만약 당신이 충분한 수면을 취했다면 이때의 수면 욕

---

17   A. J. Brooks and L. C. Lack, 《A brief afternoon nap following nocturnal sleep restriction: which nap duration is most recuperative?》, Sleep, 2006.

구는 그렇지 않을 때보다 훨씬 약할 것이다. 오후 초반에 수면 욕구가 커질 때에는 놀랍게도, 저녁 시간대에 잠들 때와는 반대로, 체온 저하나 멜라토닌(골단이라고 불리는 뇌의 송과선에 의해 해질녘에 분비되는 수면 호르몬)의 분비 등이 수반되지 않는다. 일반적으로 식후에 나타나는 주의력 저하는 소화를 위해서 중요한 에너지를 사용해야 하기 때문이기도 하다. 다시 말해서 진수성찬을 먹거나 기름지고 술이 곁들여진 식사를 할 경우에 주의력 저하가 더욱 두드러진다. 그리고 수면 결핍은 이 증상을 악화시킨다.

낮잠은 24시간 생체 리듬의 곡선의 굴곡이 바뀌어 체온이 감소하기 시작하는 변곡점에서, 즉 밤에 잔 잠을 통해 유지시킨 인체의 항상성이 조금씩 감소하기 시작하는 오후 4시경에 찾아온다. 만약 인체의 항상성을 위한 수면 시간과 그렇게 만들어진 항상성을 사용하는 시간이 유기적으로 잘 연결된다면 졸음을 느끼는 시간이 최대한 짧아질 것이고 어쩌면 낮잠이 반드시 필요하지 않을 수도 있다. 하지만 우리의 생활은 그렇지 않다. 예컨대 밤잠이 너무 짧거나 한 번의 잠으로 자지 못하고 수시로 깨면서 잠을 잤거나 또는 24시간 시스템에 제대로 적응을 하지 못하는 경우(저녁형 인간처럼)라면 낮잠을 자야 한다. 오후의 낮잠은 생체 시계에 의해 제어되는 내생 기제로부터 비롯된 것이다. 이러한 상황을 고려한다면 오후 4시가 되기 전에 생체 리듬을 어느 정도 회복시켜주는 것이 오후의 삶을 활기차게 만들어 줄 것이다.

따라서 심신 회복을 위한 미니-낮잠은 오후 2시 정도에 하는 것이 바람직하다.

긴 낮잠 들여다보기

낮잠을 30분 또는 60분 넘게 자면 안 되는 걸까? 안 될 것은 없다. 하지만 잠을 자는 시간이 30분을 넘어가면 3단계의 느리고 깊은 수면과 렘수면을 포함한 90분짜리 완전한 수면 주기가 시작될 수 있다. 긴 낮잠은 뜬눈으로 지새운 밤이나 짧은 밤잠 혹은 한 주 동안 쌓인 <수면 빚>을 보충할 수 있도록 해 준다. 느리고 깊은 수면이 신체 회복을 위한 근육의 이완을 도와주기 때문이다. 렘수면은 정신과 신체 모두를 회복시켜준다. 이런 긴 낮잠은 주말(또는 휴일) 낮잠으로 이용할 수 있다.

그러나 긴 낮잠은 불면증 환자들에게는 독이 된다. 강력한 반(反)수면 효과를 가져오기 때문이다. 긴 낮잠은 주된 수면을 방해하여 불면증을 더 악화시키며 다음 날 밤 혹은 그 다음 날 밤에 잠드는 것까지도 방해할 수 있다.

긴 낮잠은 자고 난 후에 기분을 다운시킬 뿐만 아니라 지속되는 시간 동안 우리 몸의 신체적인 기능을 떨어뜨린다. 깊은 잠에 빠졌을 때 사람을 깨우면 그 사람은 가벼운 수면 혹은 렘수면 상태에서 깨는 사람보다 깨어난 세계에 적응하는 데 더 큰 어려움을 느끼는 수면 무기력증을 심하게 경험하게 된다. 만약 수면이 부족한 상태(예를 들어 밤잠을 제대로 못 잔 경우) 라면 더욱 그러하다[1]. 수면 무기력은 수면 시간이 길어져서 생기는 문제이다. 더 많이 잠을 잘수록 잠에서 빠져 나오는 데 걸리는 시간이 길어진다. 수면 무기력은 정신이 혼돈스럽고, 무슨 생각을 하는지 생각의 방향도 상실하고, 술에 취한 듯한 느낌이 들며, 생각이 느려지는 <잠에서 깨어날 때> 일어나는 현상이다. 어떤 사람의 경우 이러한 무기력이 몇 시간 동안 계속될 수도 있다. 하지만 미니-낮잠의 경우에는 수면 무기력증이 나타나지 않는다.

1   Tassi, "Sleep Medicine Reviews", 2000.

얼마나 자주 미니-낮잠을 자야 하나?

한 주 내내 미니-낮잠을 '부지런히' 챙길수록 여러분에게 좋다. **하지만 여러분의 개인적이며 직업적인 리듬을 찾는 것이 중요하다. 그것은 여러분 스스로 해야 할 일이다.** 규칙적으로 또는 습관적으로 '낮잠을 자는 사람들'은 '간간이 낮잠을 자는 사람들'보다 기분,

주의력, 인지 기능에서 더 많은 이득[18]을 본다. 습관적으로 낮잠을 자는 사람들은 양질의 낮잠을 자는 경향이 있다. 만약 당신이 그런 경우가 아니라면 규칙적으로 꾸준히 미니-낮잠을 자면서 노력하고 학습하게 되면 행복감이 커질 것이다.

시작과 끝을 프로그래밍하라

미니-낮잠은 저절로 온다

미니-낮잠을 **억지로 자려고 할 필요는 없다.** 미니-낮잠은 저절로 온다. 왜냐하면 여러분에게 그것이 필요하고 여러분의 몸이 그것을 요구하기 때문이다. 그러니 강요하지 말라. 스스로에게 "빨리, 나는 10분 밖에 없어"라고 말하지 마라.

다음과 같이 행동을 하면 언젠가는 미니-낮잠이 당신을 찾아 올 것이다.

눈을 감고 긴장을 풀어라. 근육을 느슨하게 하고 여러분에게 필요한 무감각 상태 속으로 여러분을 밀어 넣어라. 숨을 정상적으로 쉬어라. 여러분의 눈꺼풀은 저절로 무거워질 것이고, 여러분이 알

---

18 출처: Milner, J. Sleep Res., 2009 ; Evans, 1997.

지 못하는 사이에 가벼운 수면이 여러분을 이 세상으로부터 몇 발짝 떨어진 곳으로 데려갈 것이다. 도달해야 할 목적지는 없다. 수치로 나타난 결과도 없다. 당신은 그냥 당신으로 존재한다. 조용히 있어라. 아무것도 여러분을 강요하지 않고 제약하지 않는다. 여러분 몸의 주인은 여러분 자신이다. 그러니 달성해야 할 목표를 세우지말라. 오직 여러분을 조금 쉬게 하는 것, 그리고 그 후에 조금 더 나아지는 것만을 목적으로 세워야 한다. 하지만 아무리 그렇다 해도 20분이 지나기 전에 자리에서 일어나는 것이 매우 중요하다. 이것은 잘못하면 남은 오후 동안 여러분을 피곤하게 할 '90분 간의 완전한 수면 주기(2장 참조)'를 피하기 위함이다.

일어나는 법을 배워라

잠에서 깨는 것도 여러분 자신에게 달려 있다. 초심자들의 경우 깊은 잠에 빠지는 것을 피할 수 있도록 알람을 미리 맞추어 놓는 것이 좋다. 스트레스를 주지 않는 알람, 예를 들어 부드러운 음악이나 새소리 등 여러분에게 가장 잘 맞는 것을 선택하라. 그리고 그것이 여러분에게 맞지 않으면 바꿔라. 미니-낮잠의 끝을 프로그래밍하여 **여러분 스스로 일어나는 것이 바람직하다.** 여러분의 <내부 시계>는 매우 정교하게 시간을 측정한다. 그것을 믿어도 된다. 그러나 시작 단계에서는 그것이 기능하지 않을 수도 있다. 자신에게 필요한 낮잠 시간이 얼마인지 알고 잠을 자기 전에 연습을 하는 것이 중요하다 (4장 참조). 미니-낮잠에 무엇이 필요한지 알게 되었을 때 여러분은 스스로 잠에서 깰 것이고 충분히 피로가 회복될 것이다. 여러분은 알게 될 것이다. 시간이 얼마나 흘렀는지 여러분 스스로가 무의식적으로 계산하게 된다는 것은 정말이지 놀라운 일이 아닐 수 없다.

잠에서 깼을 때 가볍게 세수를 할 수도 있다. 그것이 지적 활동의 신속한 재개에 도움이 된다는 사실이 여러 연구들을 통해 입증되었다. 필요하다면 기지개를 펴는 것도 좋다. 일어날 때 1분에서 2분의 시간을 스스로에게 주도록 하라. 몸을 일으키는 행동을 갑작스럽게 해서는 안 된다. 여러분은 어딘가로 갔다가 다시 세상으로 돌아온 것이다. 여러분의 생각들은 스스로 자리를 잡을 것이다. 예를 들어 뜻밖의 아이디어가 떠오른다거나 낮잠을 자기 전에 머리 속을 가득 채웠던 문제들에 대한 해결책을 발견하는 놀라운 경험을 하게 될 것이다. 낮잠의 효과들은 항상 즉각적으로 나타나지 않고 오후 시간 전체에 걸쳐서 천천히 나타날 수도 있다. 어느 정도의 인내심을 가져야 한다. 몇몇 환자들은 일과가 끝날 때쯤 되어서 미니-낮잠의 효과를 보고 "내가 어떻게 낮잠 없이 지내 왔는지 모르겠어요!"라고 말하기도 한다.

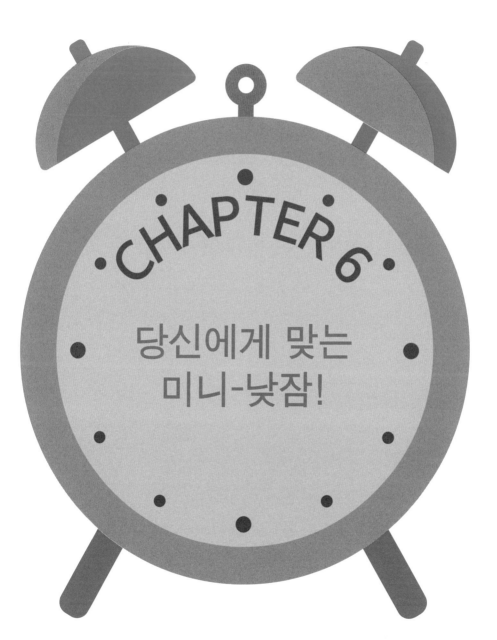

CHAPTER 6

당신에게 맞는
미니-낮잠!

스트레스를 받거나 우리 몸이 면역 활동을 할 때와는 대조적으로, 미니-낮잠이 우리의 기분, 주의력, 인지 능력 그리고 체력을 향상시켜준다는 사실은 잘 알려져 있다. 다시 말하면 미니-낮잠은 우리가 느낄 수 있는 작은 기쁨의 원천이기에 누구에게나 도움이 되고 또 누구에게나 권할 만하다. 당신의 경우 미니-낮잠을 어떻게 적용해야 할지 아래의 다양한 경우를 살펴보자.

예방을 위한 미니-낮잠

　미니-낮잠은 예방약과 같다. 건강을 유지하기 위한 예방약이라는 말이다. 여러분의 건강을 지켜주는 것이 각성제 같은 약이 아니라 미니-낮잠이 되는 것이다. 우리는 당신에게 더 일하기 위해서 또는 밤에 덜 자기 위해서 낮잠을 자라는 것이 아니다. 말 그대로 어느 날 갑자기 미니-낮잠이 필요할 때가 올 것이고, 낮잠의 효율을 더 높이고 싶은 생각이 들 때가 올 것이기에 그것을 대비하라는 것이다. 미니-낮잠은 부작용이 없다. 게다가 우리는 쉽게 낮잠에 익숙해질 수 있다. 그리고 좋아하게 되고 멈추고 싶지 않게 된다. 그리고 당신이 낮잠을 오래전부터 필요로 하고 있었다는 사실을 깨닫게 될 것이다. 따라서 우리는 미니-낮잠을 자는 것은 생활의 지혜이며 약간의 휴식으로 하루를 재구성하고 피로 회복을 시켜주는 방법이다. 우리는 딱 하루 동안 필요한 일정한 양의 에너지를 가지고 살아간다. 에너지가 부족하다고 느낄 때 삶의 에너지를 밖에서 가져 오는 것이 아니라 우리 안에서 찾는 것 그것이 미니-낮잠이다.

직장에서의 미니-낮잠

비록 10~20분밖에 걸리지 않는 미니-낮잠이라 하더라도 직장에서 낮잠을 자는 것은 금기시되고 있다. 대부분의 회사가 낮잠을 권하지 않고 있을 뿐만 아니라 다른 사람들이 다 보는 데서 잔다는 것은 어떻게 생각하면 불가능한 일이다. 그럼에도 불구하고 많은 연구들이 낮잠이 인지 활동뿐만 아니라 주의력, 기억력, 논리적 사유력 등을 높여주며 업무의 효율성 개선에 도움이 된다는 것을 증명하였다(3장, 5장을 보라). **미니-낮잠은 근무 시간이 끝나는 저녁까지 몸을 좀 더 효율적으로 만들어 주어** 근무의 능률과 질을 높여준다. 그렇기 때문에 어떤 사람들은 점심 식사 후 화장실에서 미니-낮잠을 잔다고 한다. 왜냐하면 그곳이 유일하게 다른 사람의 눈에 띄지 않고 잘 수 있는 장소이기 때문이다.

야간 근무와 교대 근무를 하는 사람들을 위한 미니-낮잠

교대 근무란 2~4교대조로 나뉘어 동일한 근무를 서로 다른 시간에 일하는 것을 말하고 야간 근무란 오후 9시부터 오전 6시까지 하는 근무를 말한다. 이 두 가지 유형의 근무 때문에 '수면 빚' 또는 '수면 결핍'이라 불리는 만성 수면 부족과 졸음이 생겨난다. 이런 경우에 근무지에서 미니-낮잠을 실시하게 되면 수면 부족을 메우고 삶의 질과 근무지에서의 업무 역량을 향상시켜준다. 실제로 연구 결과를 보면 미니-낮잠이 야간 근무의 효율도 높이지만 다음 날 이어지는 근무에 효과적으로 임할 수 있도록 해 준다는 사실을 알 수 있다. 특히 병원에서 일하는 간호사들에겐 이러한 사실이 잘 알려져 있다.

야간 근무 중에 졸음을 줄이고 업무 능력을 높이기 위해 30분 이하의 미니-낮잠을 한두 번 잘 것을 권한다. **그렇게 하면 내부 생체 시계의 동기화에 도움이 된다.** 몇몇 직업군(예를 들어 경찰)의 경우에도 야간 당직 근무 전에 짧은 미니-낮잠을 시행하면 매우 유익할 수 있다. 특히 전날 낮에 계속 깨어 있었다면 미니-낮잠은 밤에 주의력이 떨어지는 것을 막아줄 것이다. 또한 밤 근무 후에 운전대를 잡기 전에 20분간 미니-낮잠을 잔다면 당신의 정신은 맑아질 것이다. 더 나아가 근무하는 일주일 동안 쌓인 수면 빚을 완전히 갚기 위해 휴일에 완전한 수면 주기에 상응하는 긴 시간 동안(1시간 30분 이상)의 낮잠을 계획하면 금상첨화이다.

기억력 개선을 위한 미니-낮잠

2008년 독일의 연구자들[1]은 18명의 건강한 대학생들을 대상으로 연구를 진행했다. 그들은 미니-낮잠(6분 정도)이 기억력을 개선한 다는 사실을 증명했다. 13~14시 사이에 미니-낮잠을 잔 학생들의 언명(言明) 기억(memoire declarative; 30개의 단어가 적힌 목록을 기억할 수 있는 능력)이 낮잠을 자지 않았거나 '30분 이상' 낮잠을 잔 학생들의 언명 기억보다 좋은 것으로 나타났다.

1　출처: Lahl, J. Sleep Res., 2008.

시험 공부를 할 때의 미니-낮잠

항상 더 많은 것을 외워야 하고 덜 자야 하기 때문에 잠에 대해서 덜 주의하게 된다. 그렇게 되면 시험 공부를 할 때 교실에서 잠이 들거나 책상 위에서 잠이 들기도 한다.

만약 당신이 학생이라면 **당신이 원하는 만큼 미니-낮잠을 자면서 공부를 할 수 있다.** 당신이 수업 중에 꾸벅꾸벅 존다면 더 말할 필요도 없이 낮잠이 필요하다. 커피 한 잔? 잠깐의 산책? 아니다. 오

미니-낮잠 또는 커피 또는 커피-낮잠?

커피의 자극 효과는 카페인의 활동, 즉 뇌의 영역에서 아데노신을 수용하는 과정에서 비롯된다. 아데노신은 각성 상태에서 축적되는 중추신경계통의 신경조절 물질로 깨어 있는 시간이 길수록 그 양이 증가한다. 아데노신이 수용체에 고착되면 졸음이 찾아온다. 따라서 아데노신은 졸음을 촉진시킨다. 반면 카페인은 아데노신 수용 활동을 방해하며 똑같은 수용체에 고착된다. 그렇게 아데노신이 고착된 수용체들의 수가 적어지면서 졸음이 줄어든다. 하지만 여기서 기억할 것은 카페인에 민감한 정도가 사람마다 차이가 크다는 것이다.

낮잠이 카페인 섭취보다 졸음에 더 효과적이라는 것이 증명되었는데 그 이유는 낮잠의 효과가 장기적이고 일정하기 때문이다.[1] 낮잠과 카페인 섭취를 조화시키면 효과는 더 커진다.[2] 즉 커피를 마시고 낮잠을 20분 정도 자는 것이다. 이는 각성 상태를 최적화하기 위함이다. 이때 카페인의 효과는 20분 연장된다. 잠에서 깨었을 때 카페인이 각성에 미치는 효과가 높게 나타난다.

1 출처: Bonnet, 1995.
2 출처: Bonnet, 1994, 2000. Hayashi, 2003.

로지 미니-낮잠만이 정오에 입이 찢어지게 하품하는 것을 막아줄 것이다. 10분 동안 미니-낮잠을 자라. 원리는 언제나 마찬가지다. 여러분은 시험 공부를 하는 동안 하루 4~5회의 미니-낮잠을 잘 수 있다. 그 낮잠들이 여러분의 기억력을 강화시키고 집중력을 개선시킬 것이다. 잊지 말아라. 집중력이 최대로 발휘되는 시간은 45분에서 1시간 사이라는 사실을. 1시간이 넘게 되면 집중력이 떨어진다. 그러므로 잠을 자지 않더라도 휴식은 취해야 한다.

미니-낮잠을 자기 전에 커피를 마실 수도 있다. 잠에서 깨어났을 때 카페인의 효과가 나타나기 시작할 것이다. 많은 연구를 통해 카페인의 효과가 잠에서 깨면서 제대로 나타난다는 것이 입증되었다. 그러나 커피를 너무 많이 마셔서는 안 된다. 오후 3시 이후에는 커피를 마시지 않도록 해야 한다. 잠을 방해할 수 있기 때문이다.

스포츠맨을 위한 미니-낮잠

스포츠맨을 대상으로 실시된 연구에서도 **미니-낮잠이 운동 기능을 개선할 수 있는 것으로 나타났다.** 너무 불규칙적으로 운동을 행하거나 너무 늦은 저녁에 행하지만 않는다면 대체로 운동은 잠에 이롭다.

만약 당신이 스포츠맨이라면 대회나 시합 전에 작은 휴식을 취함으로써 신체 기능에 해를 주지 않으면서도 집중력을 개선시킬 수 있다. 여기서 유의해야 할 것은 시합 시간이 언제냐이다. 즉, 시합 시간이 오후 한 시라면 그 전에 미니-낮잠을 자야 한다. 아주 짧은 미니-낮잠을 자는 경우에는 훈련 중간에 5분 정도의 낮잠을 자

운동 능력을 개선시키기 위한 미니-낮잠

2007년 영국[1]의 한 연구는 전날 23시에서 다음 날 오전 3시 사이에 짧은 밤잠을 잔 10명의 건강한 젊은 남성들을 대상으로 실시한 단거리 경주를 통해, 점심 식사 후 13시에서 13시 30분 사이에 취하는 30분 이하의 미니-낮잠의 장점을 입증했다. 2006년 캐나다에서 진행된 또 다른 연구는 낮잠을 간간이 자는 사람보다는 낮잠을 규칙적으로 자는 사람의 운동 능력이 개선된다는 사실을 입증했다.

1 J. Waterhouse, G. Atkinson, B. Edwards, T. Reilly, 《The role of a shirt post-lunch nap in improving cognitive, motor, and sprint performance in participants with partial sleep deprivation》, J Sports Sci, dec. 2007.

는 것도 좋을 수 있다. 하지만 운동이라는 것이 매우 민감한 것이기 때문에 결과를 장담할 수는 없다. 낮잠의 효과는 그 사람이 얼마나 민감한가에 따라 다를 수 있기 때문이다. 운동과 마찬가지로 낮잠도 훈련이 최고의 해법이다. 가장 좋은 것은 운동하기 한두 시간 전에 미니-낮잠을 자는 것이다. 그렇게 미니-낮잠을 시행하면 몇 시간 동안 그 효과를 유지할 수 있다.

휴가 기간 동안의 미니-낮잠

휴가 중에 낮잠을 자라고 하면 모두들 고개를 저을 것이다. 귀중한 휴가 시간을……. 잠으로 ……. 하지만 실제로 불면증 같이 가장 흔히 볼 수 있는 수면 장애는 휴가 기간에 대체로 줄어든다. 그렇기 때문에 사람들은 휴가 중에 미니-낮잠이 필요 없을 것으로 생각한다. 하지만 우리는 연습을 많이 할수록 미니-낮잠이 더 효과적이고 더 쉬워질 것이라고 이미 말한 바 있다. 만약 여러분이 낮잠을 한 번도 잔 적이 없다면 휴가야말로 그것을 시작하기에 가장 이상적인 시기이다. 처음에는 수면 시간을 일정하게 제한하기 위해 알람을 사용하라. 매일 알람을 설정해도 나쁘지 않다. 그렇게 미니-낮잠을 자면 잘수록 여러분의 컨디션은 점점 더 좋아질 것이다. 몇 차례 미니-낮잠을 수행하다 보면 사무실에서도 낮잠을 잘 수 있는 테크닉을 얻게 될 것이다.

그렇게 되면 밤에 파티를 하기 위해서 낮잠 자는 것 또한 가능하다. 그러나 하나 명심해 둘 것은 미니-낮잠이 수면 부족을 보상해 주지는 않는다는 것이다. 그냥 **여러분에게 주어진 운 좋은 특별한 순간이라고 생각하라.** 해가 쨍쨍하게 빛나는 곳에서는 자지 말라. 되도록 그늘에서, 서늘할 때 자고 너무 늦게도 자지 말라. 휴가 기간에 약간의 융통성을 발휘하는 것은 좋지만 그렇다고 해서 수면 주기를 뒤집으라는 뜻은 아니다. 그렇게 하는 것은 쉬는 것이 아니다.

운전 중의 미니-낮잠

졸음은 도로 위에서 일어나는 사고의 원인으로 고속도로 사망 사고의 제1원인(사망 사고 3건 중 1건)이다.

주의력이 떨어진다는 신호 한 가지 또는 그 이상이 감지되면 가능한 한 빨리 속도를 늦춰서 위험하지 않고 조용하고 서늘한 곳(고속도로라면 휴게소나 졸음 쉼터)에 차를 세운다. 그리고 잠 자기 좋게 좌석을 눕히고 15분 정도 후로 알람을 맞춘다.

한밤중에는 가급적 운전을 하지 말아야 한다. 오전 2시에서 오전 5시 사이의 운전은 사고를 5~6배 높일 위험이 있다. 이 시간대에 꼭 운전을 해야 한다면 출발 전에 미니-낮잠을 자 두는 것이 좋다. 단백질(고기, 생선 등)이 많고 탄수화물(면, 쌀 등)과 지방이 적은 음식을 가볍게 먹고 음료를 마셔야 한다. 그리고 따뜻한 물로 샤워나 목욕을 하면 좋은데 이는 각성 상태를 촉진시키기 위함이다. 사실 체온의 저하는 졸음을 막기는커녕 오히려 촉진시킬 뿐이다.

미니-낮잠과 임신

임신 기간 중에는 낮 시간에 졸음이 특히 많이 쏟아진다. 임산부들은 수면 결핍에 시달리는 경우가 많다. 그렇기 때문에 **점심을 먹기 직전이나 점심 식사 후에 미니-낮잠을 자면 좋다.**

임산부들에게는 다음과 같은 잠 자기 좋은 조건들을 동시에 갖출 것을 조언한다.

• 과식하지 말 것

- 소변을 볼 것

- 조용하고 서늘한 곳에 자리를 잡을 것

- 위-식도 역류와 관련된 잠재적 증상을 줄이기 위해 반쯤 누운 자세를 취할 것

- 혈액순환을 용이하게 하기 위해 왼쪽으로 돌아누울 것(왜냐 하면 자궁이 우측에 위치한 대정맥의 운동을 방해하기 때문 이다)

쿠션을 사용하여 최적의 자세로 낮잠을 잘 수 있다. 그리고 때로는 더 잘 잠들 수 있도록 도움을 주는 것도 나쁘지 않다. 예를 들어 몸을 이완하여 휴식을 취하는 자세를 하거나, 심호흡을 하고, 기지개를 펴고, 안마(예를 들어 등 부분을 작은 고무공이나 테니스 공으로 마사지할 수 있다)를 스스로 하거나, 침을 맞거나 웰빙치유 등을 할 수 있다. 임산부는 산부인과 의사나 산파에게 조언 구하는 것을 망설여서는 안 된다.

미니-낮잠과 (만성 혹은 급성)수면 부족

분명히 해 둘 것이 있다. 그것은 미니-낮잠이 만성적인 수면 빚을

해결할 수 없다는 것이다. 만약 여러분이 만성 수면 부족을 느낀다면 수면 전문가에게 상담을 받아야 한다. 다만 **미니-낮잠은 여러분의 하루를 관리하는 데, 그리고 수면 부족으로 인한 악영향들을 일정 정도 없애는 데 도움이 될 수 있다.** 정말 몸이 한계에 도달했다는 느낌이 들면 하루 2회의 미니-낮잠을 잘 수 있다. 한 번은 오전에(오전 11시경), 또 한 번은 오후에(13시에서 14시 사이에) 말이다. 여러분의 리듬은 여러분 스스로·찾아야 한다. 미니-낮잠을 습관화하는 것도, 몇 주를 미니-낮잠 없이 버티는 것도 여러분 자신에게 달렸다. 도움이 될 만큼의 효과를 얻기 위해서는 더 긴 시간이 필요할 수도 있다. 낮잠을 잔 후에 즉각적인 효과가 나타나지 않는다고 조바심을 갖지 말고 인내해야 한다. 지속적으로 시행하면 성과를 반드시 거둘 것이다. 약은 피해야 한다. 혹시 필요에 의해서 복용하더라도 아주 짧은 기간 동안만 복용해야 한다. 약에 의존하는 버릇이 생길 수 있기 때문이다. 미니-낮잠에는 부작용이 없다. 미니-낮잠은 단순하지만 효과적이다.

미니-낮잠과 과다 수면

통념에 대한 반론

불면증은 **과잉 각성**과 관련되어 있다. 사람들은 밤에 잠을 자지 못하기 때문에 밤과 관련해서 문제가 있을 것이라고 생각한다. 하지만 문제가 되는 것은 밤이 아니다. 너무 많은 일을 해서 지칠 대로 지친 여러분의 뇌가 원인이다. 미니-낮잠을 자면 머릿속에서 맴도는 생각들로부터 벗어날 수 있고 그렇게 되면 여러분의 뇌가 평온한 순간을 맞이하게 될 것이다. 불면증 환자들은 이상하게도 밤보다는 낮에 잠을 잘 잔다. 하지만 그들은 낮잠이 밤에 잠을 더 자지 못하게 만들 것이라고 걱정한다. 하지만 미니-낮잠은 전혀 그렇지 않다. 미니-낮잠은 여러분의 밤잠을 방해하지 않을 뿐만 아니라 일을 하고 있는 당신에게 부족해진 에너지를 제공해 줄 것이다. .

잠을 많이 자지 못했거나 우울한 기분이 들면 피곤한 느낌이 들고 졸립다. 이것은 일반적으로 정상적인 현상으로 간주된다. 그러므로 이런 경우에 졸음이 온다 해도 평범한 사람들뿐만 아니라 건강 전문가들도 거의 놀라지 않는다. 하지만 수면이 부족하지 않은데도 이길 수 없을 정도로 잠이 몰려오는 것은 정상이 아니다. 프랑스수면연구치료협회(SFRMS)는 지나친 졸음 혹은 만성 졸음은 신경학적 질환의 징후일 수 있다고 밝혔다. 이런 경우를 **과다 수면**[19] 이라고 한다.

특발성 과다 수면의 경우, 낮잠을 자는 시간이 길고(몇 시간 동안 계속된다) 심신 회복의 기능도 발휘하지 못하기 때문에 낮잠을 권장하지 않는다. 이러한 사람들의 경우 대개 한 번도 제대로 깨어난 적이 없다는 느낌을 갖는데(주의력 저하hypovigilance, 하루 종일 <우중충한> 느낌을 받는 것) 이런 현상은 일상생활에 많은 영향을 미친다. 수면전문가와 상담을 해야만 한다.

기면증, 즉 발작성 수면(나르콜렙시)은 <수면에 붙잡혀 있다>는 뜻을 가진 질환이다. 그것은 무언가를 하고 있을 때(먹는 도중, 운전하는 도중, 걷는 도중, 일하는 도중, 수업 도중) 급작스럽게 수면 욕구를 나타내고 잠에 빠지는 현상을 말한다. 만약 여러분이 기면증 환자라면, 깨어있는 시간 전체에 걸쳐서 일정하게 (20분 정도의) 미니-낮잠을 여러 번 잘 것을 권장한다. 그렇게 되면 당신은 어느 정도 활력을 계속 유지할 수 있을 것이다.

---

19 과다수면에는 나르콜렙시, 특발성 과다 수면(Narcolepsie, hypersomnie idiopathique)이 있다, 아르닐프(Arnulf) 교수 공저의 보도자료, SFRMS, jan. 2016. www.sfrms.org.

미니-낮잠과 스트레스

사람들은 미니-낮잠과 스트레스의 관계를 물어본다. 하지만 우리는 여러분에게 "낮잠을 주무십시오, 그러면 더 이상 스트레스를 받지 않을 것입니다"라고 말하지 않는다. 우리는 의사이고 신경학자이지 약장수가 아니기 때문이다.

스트레스에는 다양한 원인이 있고 외부로부터의 압박에 대한 매우 자연스런 반응이다. 그것은 위험이 다가왔을 때 우리에게 도움을 주는, 우리에겐 없어서는 안 되는 적응 현상이다. 문제는 스트레스의 시간이다. 스트레스가 오래 지속되면 될수록 몸은 경직되고 제어할 수 없는 상태가 되어 급격하게 몸의 상태가 나빠지게 된다. 우리는 여러분에게 **이러한 스트레스의 증상들을 근무 시간에 해소할 수 있는 방법으로서** 미니-낮잠을 권한다. 예를 들어 수면 부족과 관련된 피로 때문에 여러분이 더 이상 제어할 수 없는 상태가 되었다고 느껴질 때 바로 그때 미니-낮잠이 유익한 해결책이 될 수 있다. 미니-낮잠을 정례화하라. 즉, 가능한 한 규칙적으로 낮잠을 잘 수 있도록 시간을 할애하라. 매일 규칙적으로 자는 것이 가장 좋다. 만약 여러분이 20분 이하의 낮잠 시간을 준수하고 그것을 오후 3시 이전에 행한다면, 이러한 미니-낮잠은 여러분의 밤잠을 전혀 방해하지 않을 것이다. 이렇게 해도 머릿속의 생각을 비우기 힘들다면 웰빙치유를 받아보는 것도 좋다. 이 치료는 여러분을 변성의식상태(altered state of consciousness)[20] 속으로 빠뜨려 잠을 잘 수 있게 해준다. 변성의식상태가 스트레스를 관리하는 데 효과적이라는 것은 잘 알려진 사실이다.

미니-낮잠과 두통

두통은 가장 흔한 질병이다. 대체적으로 다섯 명 중 한 명의 여성과 일곱 명 중 한 명의 남성이 두통으로 힘겨워한다. 수면과 두통 사이에는 명백한 연관성이 있다. 수면 부족이 두통을 촉진하는 요소 중 하나라는 사실을 환자들은 잘 알고 있다. 따라서 여러분의 수면 욕구를 충족시킬 수 있도록 푹 자는 것이 필요하다. 하지만 환자들은 과다 수면 또한 위험하다는 것을 잘 알지 못한다. 늦잠을 자고 나면 머리가 아프고 심지어 두통이 하루 종일 여러분을 따라다니기도 한다.

20 깨어 있을 때의 의식과 다른 의식 상태 즉, 수면 상태나 최면 상태를 말한다-옮긴이.

수면이 부족할 경우 **미니-낮잠이 여러분에게 도움을 줄 수 있다.** 그러나 30분 이상의 낮잠은 오히려 수면 부족을 촉발할 수 있으므로 주의가 필요하다. 수면 부족이 지속적이며 더 자주 찾아온다면 수면 분석을 자세히 해야만 한다. 수면 분석을 제대로 하기 위해서는 수면 부족으로 인해서 더 이상 잠을 참을 수 없는 고비의 순간을 수첩이나 스마트폰에 적어 두면 좋다. 동시에 밤에 잠을 잔 시간을 기록해 둔다. 만약 여러분이 월 4~5회의 두통을 경험한다면 치료를 위해 의사를 찾아가야 한다. 만약 그것보다 적다면 당신의 밤 수면 시간이 충분하지 못하다는 의미이다. 밤 수면 시간을 충분히 하고 거기에 더하여 주중에 미니-낮잠을 자면 두통은 사라질 것이다. 주중에 쌓인 수면 빚을 메우기 위해 늦잠을 자는 것은 특히 좋지 않다. 만약 필요하다면 주말(알람 시간은 주중에 했던 것과 같은 시간에 맞춰 놓고)에도 미니-낮잠을 자라. 하지만 너무 급작스러운 리듬의 변화도 두통을 일으킬 수 있다는 것을 명심하라.

미니-낮잠과 통증

통증이 올 때 휴식을 취하는 것은 더할 나위 없이 유익하다. 그럼에도 불구하고 통증은 수면 장애를 가져 오고 졸음의 근본 원인이자 피로와 집중력 저하의 원천이기에 통증이 올 때 휴식을 취하는 것이 그렇게 쉽기만 한 것은 아니다. 통증을 가라앉히기 위한 진통제는 종류에 따라 매우 다양하지만 일반적으로 복용하는 파라세타몰[21] 등의 약은 환자로 하여금 졸음을 유발하게 만든다. 통증이 있는 경우 미니-낮잠을 자는 것이 좋다. 2015년에 프랑스에서 발표된 페로(Perrot) 교수의 연구는[22] 미니-낮잠이 통증 저감 효과도 가져온다는 사실을 증명하였다. 통증이 있는 환자는 생활을 하면서 수시로 하루에 몇 번씩 미니-낮잠을 실행하는 것이 좋다. 아직 많은 사람들이 미니-낮잠의 효과를 알지 못한다. 그러므로 당신이 만약 통증을 앓고 있다면 의사와 가족들과 미니-낮잠의 중요성을 공유하면 좋다. 미니-낮잠의 효과를 보려면 같은 시간에 규칙적으로 실행하는 것이 좋다. 하지만 미니-낮잠은 30분 이내여야 하고 당신의 규칙적이고 합리적인 신체 활동을 방해해선 안 된다. 이것은 모든 경우에 적용 가능하다. 다시 한번 말하지만 당신의 담당 의사에게 당신의 미니-낮잠에 대해 말하는 것을 주저하지 말라.

---

21 두통과 해열 및 기타 통증 완화에 효과적이며, 위장장애에 대한 부담이 적은 약.

22 B. Faraut 외, 《Napping reverses increased pain sensitivity due to sleep restriction》, Plos One, fev. 2015.

미니-낮잠과 신경성 질환

졸음은 신경성 질환을 앓는 이들에게 자주 나타나는 현상 중 하나이다. 그것은 신경성 질환 그 자체와 관련이 있을 수도 있지만 단순히 수면 질환의 증상일 수도 있고 어쩌면 환자들이 복용하는 약과 관련이 있을 수도 있다. 다양한 원인에도 불구하고 미니-낮잠을 시행하고 있는 우리의 환자들은 다음과 같이 유익한 효과들에 대해 언급한다.

파킨슨병의 경우, 예컨대 미니-낮잠이 치료제만큼이나 환자의 운동 능력을 개선시킨다고 대부분의 환자들이 말한다.

우리는 또, 밤잠을 잘 잔 파킨슨병 환자들이 낮에 더 상태가 좋다는 것을 알고 있다. 반대로, 밤잠을 설친 환자들에게는 정반대의 결과가 나타난다. 그들은 수면이 '공격'을 하고 있다고 묘사하는데, 그중에는 예를 들어 식탁 앞에서 음식을 먹다가 잠이 드는 경우도 있다. 만약 여러분이 이 병에 걸렸다면 수면의 공격을 기다리지 말고 미니-낮잠을 계획하라. 도움이 된다면 아침에도 미니-낮잠을 잘 수 있다(잠을 설쳐서 잠이 부족한 상태에서 미니-낮잠은 여러분의 운동 기능에 긍정적인 효과를 미칠 수 있다).

알츠하이머병의 경우, 미니-낮잠은 각성/수면의 주기를 바꾼다.

알츠하이머병 환자들은 낮에 자고 밤에 깨어 있는 경우가 많다. 그래서 주위에 있는 사람들이 환자를 제어하기가 매우 어렵다. 알츠하이머병 환자는 가끔 햇빛에 노출시켜 줘야 할 필요가 있다. 만약 여러분이 이 병에 걸렸다면 매우 규칙적인 시간표에 따라 생활하는 것이 중요하다. 늦잠을 자지 말고 되도록이면 매일 아침 같은 시간에 일어나도록 하라. 그리고 하루에 여러 차례 낮잠을 자는 것은 좋지 않다. 이 경우에 낮잠은 점심식사 직후 **최대 30분 동안의 미니-낮잠이면** 충분하다. 졸음을 피하고 인지 자극화를 촉진시키려면 최대한 활동적으로 지내도록 노력한다.

뇌전증의 경우, 수면 부족이 발작증세가 나타나는 것을 더 조장한다. 뇌전증 환자의 경우 양질의 수면 관리가 매우 중요하다. 환자가 수면 부족을 겪고 있다면 졸음을 방지하는 차원에서, 그리고 좋은 몸 상태를 유지하기 위해서 미니-낮잠을 자는 것이 바람직하다. 우리를 찾아오는 환자들 중 많은 수가 그렇게 하고 있다. 그들은 발작증세가 언제 찾아올지를 느낄 수 있다고 말한다. 만약 그것이 수면 부족과 관련돼 있다면 미니-낮잠이 그 문제를 개선할 수 있다. 반대로 몇몇 환자들의 경우에는 수면에 의해 촉진된, 혹은 각성과 수면 시간의 변화에 의해 촉진된 발작증상이 있다. 따라서 평소에 자는 **미니-낮잠이 여러분의 경우에 적용되는지 아닌지를 담당 의**

사에게 신중히 물어봐야 한다.

이처럼 미니-낮잠은 다양한 신경성 질환에서 나타나는 피로와 만성 수면 부족을 극복하는 데 매우 유용하다. 여러분의 담당 의사가 여러분에게 "낮잠을 자지 마세요!"라고 말하는 경우는 없을 것이다. 하지만 병의 중한 정도에 비추어 낮잠이 병에 큰 도움이 될 것이라고 여기지 않을 수도 있다. 그러나 티끌 모아 태산이라고 하지 않았던가!

미니-낮잠은 기쁨이다

미니-낮잠은 비용 지불 없이 얻는 기쁨이다. 미니-낮잠을 자러 가는 것, 좋은 컨디션으로 일어나는 것, 하루의 후반부를 위한 새로운 에너지를 찾는 것 모두가 기쁨이다. 다른 모든 기쁨과 마찬가지로 그것은 개인적이며 누구도 대신해줄 수 없는 것이다. 누군가와 함께 할 수도 있는가? 그렇다. 주말에 집에서라면 가능하다.

우리는 살아가면서 사회적 관계와 인간 관계를 유지하기 위해서 항상 신경을 쓴다. 그렇기 때문에 깨어있는 동안 뇌는 늘 열심히 활동한다. 하지만 우리의 몸에 숨어있는 미니-낮잠이 뇌를 쉬도록 내

버려둘 필요가 있음을 상기시키고 있다. 뇌는 꿈을 꿀 필요가 있고 다르게 생각할 필요도 있으며 다르게 기능할 필요도 있다. 간단히 말해 뇌는 수면을 필요로 한다. 그것을 위해 밤이 있지만 밤잠이 충분하지 못한 경우가 현대인들에게는 많다. 그렇기 때문에 미니-낮잠은 뇌가 감사해야 할 휴식의 순간을 제공한다. 우리의 뇌는 몇 분 동안 쉬는 것만으로 휴식이 충분하다.

'기쁨은 중독성이 있다'거나 '미니-낮잠은 의존적이다'라고 하는 사람들이 있다. 하지만 그렇지 않다. 여러분이 미니-낮잠을 그리워할 수는 있다. 예컨대 수면 빚 같은 문제를 해결하지 않았다면 말이다.

주말을 기점으로 미니-낮잠을 시작하는 것이 좋다. 조금이라도 더 편안한 상황에서 시작하는 것이 좋기 때문이다. 그렇게 시작한 미니-낮잠은 당신의 기쁨의 원천이 될 것이다.

실천하라 그러면 기쁨은 당신의 것이 될 것이다.

결론

앞에서 살펴보았듯이 우리가 제일 중요하게 생각하는 것은 바로 당신이 당신 자신을 더 잘 알게 되는 것, 즉 자신의 몸을 더 잘 알게 되는 것이다. 배가 고플 때 음식을 먹는 것과 마찬가지로, 당신의 뇌가 휴식을 요구할 때 그것을 알아차린 후 미니-낮잠을 자는 법을 습득해야 한다는 것을 이야기했다. 삶을 사는 데 반드시 필요한 뇌의 휴식을 만족시킨다면 당신의 몸의 상태는 현격하게 좋아질 것이다. 하지만 뇌를 쉬게 한다는 것이 쉬운 일이 아니다. 왜냐하면 우리는 생활하며 늘 시간이 부족하다고 느끼기 때문이다. 게다가 시간을 내서 잠을 자라니! 불가능할 것만 같다. 그러나 명심하자. 우리는 시간이 없다는 이유로 식사를 자주 거르게 된다. 그런데 이렇게 거른 식사는 우리의 몸을 비만으로 만드는 주요한 원인이 된다. 왜냐하면 시간이 없다는 이유로 패스트푸드를 자주 먹거나 폭식을 하기 때문이다. 하지만 미니-낮잠과 수면의 관계는 패스트푸드와 잘 만들어진 요리의 관계와는 다르다. 미니-낮잠은 오히려 비상 식량이다. 계속해서 쌓이는 피곤과 무기력을 극복하기 위한 것으로 마치 영양을 위해 꼭 필요한 아이들의 간식 같은 것이다.

분명히 이야기하지만 미니-낮잠은 훈련하여 습득해야 하는 것이다. 우리는 그렇게 해야 한다. 이 책의 역설은 당신이 당신 자신을 보다 유능하다고 느끼게 하기 위해 오히려 자신을 놓아 주는 것, 자신의 잘 관리된 하루에서 손을 떼는 것이 필요하다는 것이다. 당신의 몸이 들려주는 소리에 귀를 기울이고 거기에 모든 것을 맡겨라. 그렇다면 틀림없이 당신을 미니-낮잠으로 데려갈 것이다. 약간의 훈련과 인내가 요구되겠지만 길의 끝에는 늘 심신의 회복이 기다리고 있다.

이 책을 여러분의 상사에게 선물하거나 추천하라.

여러분의 아이들에게 이 책을 읽어 주어라.

미니-낮잠이 사회에서 그 가치를 인정받으려면 아낌없는 지지와 사고방식의 변화가 필요하다. 여러분의 미니-낮잠에 대해 숨김 없이 이야기하여라.

낮잠을 자는 이들끼리 조언을 주고받으라.

블로그를 만들고, 모임을 만들고 주인공이 되라!

이런저런 조언을 여러분에게 제공하기 위해 우리가 그곳에 있겠지만 실천의 여부는 여러분에게 달렸다. 우리의 수면 욕구는 미래에 더 진화할 것이고 우리는 앞으로도 새로운 답을 함께 찾게 될 것이다.

감사의 글

우리는 우리를 믿어 준 우리의 스승이자 육군 병원 신경학과 계장이셨던 장-뤽 르나르 선생님께 감사의 말씀을 전한다. 또한, 우리에게 도움을 주고 우리로 하여금 이 책을 쓸 수 있도록 격려해 준 이자벨 아르뉠프 교수에게도 감사의 말을 전한다.

페르시 군병원에 있는 신경학과 동료들과 간부들에게,
이 책이 출판되는 데 큰 도움을 준 환자들에게,
낮잠 자는 사람들과 미래에 낮잠을 잘 사람들에게,
우리의 가족들에게
감사의 말을 전한다.

찾아보기

당신의 삶의 질을 바꾸어 줄

미니- 낮잠

초판 1쇄 | 2018년 07월16일

지은이 | 티에리 드 그르슬랑, 마갈리 살랑소네-프로망
옮긴이 | 문효준
편 집 | 강완구
디자인 | 임나탈리야
펴낸이 | 강완구
펴낸곳 | 써네스트
출판등록 | 2005년 7월 13일 제2017-000293호
주 소 | 서울시 마포구 망원로 94, 2층 203호
전 화 | 02-332-9384   팩 스 | 0303-0006-9384
이메일 | sunestbooks@yahoo.co.kr
홈페이지 | www.sunest.co.kr
ISBN 979-11-86430-74-3 (13510)   값은 표지에 표시되어 있습니다.

정성을 다해 만들었습니다만, 간혹 잘못된 책이 있습니다.
연락주시면 바꾸어 드리겠습니다.

이 도서의 국립중앙도서관 출판예정도서목록(CIP)은 서지정보유통지원시스템 홈페이지(http://
seoji.nl.go.kr)와 국가자료공동목록시스템(http://www.nl.go.kr/kolisnet)에서 이용하실 수 있습
니다.(CIP제어번호: CIP2018021003)